Intervallfasten für Anfänger

Der grundlegende Anfängerleitfaden für die Ernährung mit intermittierenden Fasten: Effektive Methoden, um Fett zu verbrennen und ein gesünderes, produktiveres Leben zu führen.

Von Simone Jacobs

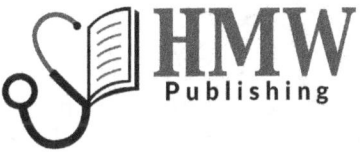

Für weitere Bücher besuchen Sie bitte:
HMWPublishing.com

Ein weiteres Buch kostenlos herunterladen

Ich möchte mich bei Ihnen für den Kauf dieses Buches bedanken und Ihnen ein weiteres Buch (genau so lang und wertvoll wie dieses Buch), „Gesundheits- & Fitnessfehler, von denen Sie nicht wissen, dass Sie sie machen", völlig kostenlos anbieten.

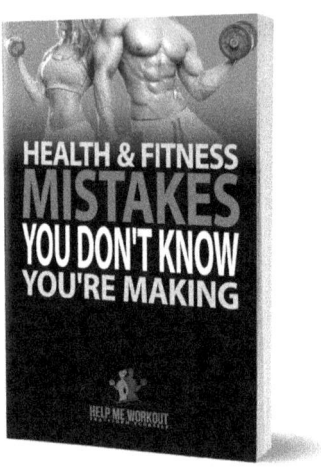

Klicken Sie auf den untenstehenden Link, um sich zu registrieren und es zu erhalten:

www.hmwpublishing.com/gift

In diesem Buch werde ich die häufigsten Gesundheits- und Fitnessfehler, die Sie wahrscheinlich gerade machen, aufschlüsseln und aufzeigen, wie Sie leicht zum besten Teil Ihres Lebens gelangen können.

Zusätzlich zu diesem wertvollen Geschenk haben Sie auch die Möglichkeit, unsere neuen Bücher kostenlos zu erhalten, an Gewinnspielen teilzunehmen und andere wertvolle E-Mails von mir zu erhalten. Besuchen Sie den Link, um sich anzumelden: www.hmwpublishing.com/gift

Inhaltsverzeichnis

Einführung 7

Kapitel 1: Abnehmen und Muskelentwicklung in einer alten Heiltradition 12

Passen Sie Körper, Geist und Seele an die Heilung und Gewichtsabnahme an. 13

Ein kurzer Blick auf die Geschichte des Fastens 14

Modernes Fasten 16

Fasten ist kein Verhungern. 17

Bringen Sie Ihrem Körper bei, Glukose und Fett zu verbrennen. 19

Rekalibrierung eines lebensmittelabhängigen Systems 19

Verwandeln Sie Ihren Körper in eine Zucker- und Fettverbrennungsmaschine. 22

Fasten ist der einfachste Weg, um gesund zu sein. 27

Kapitel 2: Die Tugenden des intermittierenden Fastens 32

Senkung des Insulinspiegels 34

Stimulieren Sie die Produktion von Wachstumshormonen. 38

Erhöht den Adrenalinspiegel 40

Regulieren Sie die Funktionen von Zellen, Hormonen und Genen. 42

Zellreparatur 42

Veränderung der Genexpression 43

Lindert Entzündungen 44

Anti-Aging 45

Verbessert Konzentration und geistige Klarheit 46

Entfesselt Energie für die Heilung 49

Fördert das spirituelle Wachstum 51

Gründe, warum das Fasten funktioniert 52

Entspannend 53

Verlängert die Lebensdauer 54

Chemotherapie-Ergänzung 54

Kapitel 3: Effektive Anpassung an einen gesunden Wandel 57

Elektrolytmangel 58

Erhöhung der Harnsäurekonzentration 59

Verlust von fettfreier Muskelmasse 64

Nicht jeder kann fasten 65

Diejenigen, die nicht fasten sollten 66

Fasten für Frauen 67

Intermittierende Fastenoptionen für Frauen 69

Crescendo-Verfahren 71

Kapitel 4: Hören Sie auf die Bedürfnisse Ihres Körpers. 76

Beginnen Sie Ihre 1-tägige Diät mit Früchten oder einem Saft. 77

1 – Leangains-Methode (16:8-Fasten) 79

2 - Die Eat-Stop-Eat-Methode (24-Stunden-Fasten) 82

3 - Die Kriegerdiät (20/4)- Diät 84

4 - Fettabbau für immer 86

5 - UpDayDownDay (Fasten am alternativen Tag) 88

6 - Schnelle Diät (5:2-Fasten) 90

7 - Daniels Fasten 91

Kapitel 5: Erfolgreicher Übergang zu einem gesünderen Ich **94**

Vorbereitung auf Symptome der Entgiftung und Ketose 94

Gestörte Schlafgewohnheiten und Müdigkeit 95

Kopfschmerzen 96

Übelkeit 96

Angst und Hunger 97

Hydratisiert bleiben 98

Fasten in der Nacht 98

Transformieren Sie Ihren Denkprozess 98

Beginnen Sie, wenn Sie beschäftigt sind. 99

Gehen Sie ins Fitnessstudio. 99

Schlussworte **104**

Einführung

Haben Sie ein Problem mit der Gewichtsabnahme oder überwachen Sie kontinuierlich die Antworten auf dem Markt, die auf eine schnelle und effiziente Lösung Ihres Problems warten? Wenn Sie das tun, ist dieses Buch perfekt für Sie!

Heute sind viele Menschen in Eile, um Wege zu finden, Gewicht zu verlieren. Eine Vielzahl von Angeboten aus den Bereichen Ernährung, Gesundheits- und Nahrungsergänzungsmittel, Fitnessprogramme und verschiedene Trainingsworkshops überschwemmen den gesamten Gesundheits- und Fitnessmarkt. All dies impliziert Kosten und Anstrengungen Ihrerseits, und in den meisten Fällen sind sie nicht so effektiv, wie es die Werbetreibenden in ihren glamourösen Anzeigen versprechen.

Es gibt jedoch eine Lösung, an die sich viele heute wenden: intermittierende Fasten. Obwohl es nicht ohne zynische Meinungen ist, ist es viel besser als die auf dem Markt angebotenen Optionen. Auf der einen Seite erfordert es keine zusätzlichen Anstrengungen und trifft nicht Ihr Pocketbook, wie Sie es bei der Vorbereitung auf neue Diäten oder der Einschreibung in ein Trainingsprogramm tun.

Die Popularität des intermittierenden Fastens gewinnt heute an Dynamik auf dem Markt, wenn die Menschen müde werden von zahlreichen Diäten, die auf Anhieb einfach zu machen scheinen, aber auf lange Sicht nicht gut funktionieren.

Dieses Buch, *„Intermittierendes Fasten: Der beste Leitfaden für die intermittierende Ernährung beim Fasten für Anfänger"* wurde entwickelt, um Ihnen eine alternative und effiziente Lösung für Ihr Gewichtsproblem zu bieten.

Dieses Buch wird noch mehr Licht auf die Grundlagen des intermittierenden Fastens werfen und wie sich herausstellt, dass es der schnellste und einfachste Weg ist, Gewicht zu verlieren und schlanke Muskeln für Männer und Frauen aufzubauen – nehmen Sie eine Kopie dieses Buches, bevor Sie loslegen und beginnen Sie, Gewicht in weniger Tagen zu verlieren!

Bevor Sie beginnen, empfehle ich Ihnen, sich für unseren E-Mail-Newsletter anzumelden, um über alle bevorstehenden Veröffentlichungen oder Werbeaktionen für ein neues Buch informiert zu werden. Sie können sich kostenlos anmelden und erhältst als Bonus ein kostenloses Geschenk: unser Buch „*Gesundheits- & Fitnessfehler, von denen Sie nicht wissen, dass Sie sie machen*"! Dieses Buch wurde geschrieben, um zu entmystifizieren, die Do's und Don'ts zu enthüllen und Sie schließlich mit den Informationen auszustatten, die Sie benötigen, um in der besten Form Ihres Lebens zu sein. Aufgrund der überwältigenden Menge an Fehlinformationen und Lügen, die von Magazinen und selbsternannten „Gurus" erzählt werden, wird es immer schwieriger, zuverlässige Informationen zu erhalten, um in Form zu kommen. Im Gegensatz zu dutzenden von voreingenommenen, unzuverlässigen und nicht vertrauenswürdigen Quellen, um Ihre Gesundheits- und Fitnessinformationen zu erhalten. In diesem Buch ist alles aufgeschlüsselt, was Sie brauchen, damit Sie es leicht nachvollziehen und sofort Ergebnisse erzielen können, um Ihre gewünschten Fitnessziele in kürzester Zeit zu erreichen..

Um unserem kostenlosen E-Mail-Newsletter beizutreten und ein kostenloses Exemplar dieses wertvollen Buches zu erhalten, besuchen Sie den Link und registrieren Sie sich jetzt: www.hmwpublishing.com/gift

Kapitel 1: Abnehmen und Muskelentwicklung in einer alten Heiltradition

Die Anforderungen und Verantwortlichkeiten des Lebens führen oft zu verschiedenen Gesundheitsproblemen, besonders wenn man zu abgelenkt ist und die Bedeutung und Praxis eines gesunden Lebensstils und einer gesunden Ernährungsweise übersieht. In den meisten Fällen siehst du die langsamen Veränderungen, die mit deinem Körper geschehen, aber du bist zu beschäftigt, um etwas dagegen zu tun. Das einzige Mal, wenn Sie sich wirklich entscheiden werden, etwas gegen Ihr Anliegen zu unternehmen, ist, wenn Sie bereits so weit krank sind, dass Sie nicht mehr effizient arbeiten können.

Jetzt beginnt also die Suche nach Lösungen, aber welches Diät-, Fitness- und Gesundheitsprogramm funktioniert wirklich? Die Antwort ist einfach. Bringen

Sie Ihrem Körper bei, zu heilen und Gewicht zu verlieren, indem Sie lernen, wann Sie essen sollten und wann Sie aufhören sollten zu essen.

Passen Sie Körper, Geist und Seele an die Heilung und Gewichtsabnahme an.

Das Lernen, wann man essen sollte und wann man aufhören sollte zu essen, ist eine Praxis, die als intermittierendes Fasten bezeichnet wird. Dieses Konzept ist nichts Neues. Es ist eine Methode, die von vielen Menschen auf der ganzen Welt seit Menschengedenken verwendet wird. Menschen durchleben aus verschiedenen religiösen Gründen und wenn die Nahrungsquelle knapp ist, lange Zeiträume, in denen sie den größten Teil unserer Geschichte nicht essen. In der Tat, wenn wir schlafen, fasten wir versehentlich..

Fasten wir, wenn wir schlafen? Ja in der Tat! Wenn Sie in der Regel um 20 Uhr zu Abend essen und morgens um 8 Uhr frühstücken, fasten Sie 12 Stunden und essen 12 Stunden. Wir nennen diese Fastenmethode 12/12. Ist das nicht eine gute Nachricht? Sie können im Schlaf fasten! Ich meine, es ist überhaupt kein Aufwand, wenn Sie diese Methode anwenden..

Aber Fasten ist nicht nur für Menschen, auch Tiere fasten, wenn sie krank oder gestresst sind, und manchmal, wenn sie sich ein wenig unwohl fühlen. Fasten ist eine natürliche Tendenz jedes Organismus, ob Tier oder Mensch, in kritischen Momenten Energie zu sparen und Gleichgewicht und Ruhe zu suchen.

Ein kurzer Blick auf die Geschichte des Fastens

Hippokrates, Galen, Sokrates, Platon und Aristoteles, sowie die ersten großen Heiler, Denker und andere Philosophen lobten die Vorteile des Fastens für die Heilung und Gesundheitstherapie. Paracelsus, einer der drei Väter der westlichen Medizin, sagte: „Fasten ist das beste Mittel: der Arzt, den wir alle in uns tragen."

Die ersten religiösen und spirituellen Gruppen fasten als Teil ihrer Riten und Zeremonien, besonders in den Herbst- und Frühjahrstagundnachtgleichen. Fast alle dominanten Religionen beobachten das Fasten für verschiedene spirituelle Vorteile. Die indischen Traditionen Nord- und Südamerikas, Hinduismus, Buddhismus, Islam, Gnostizismus, Judentum und Christentum verwenden die eine oder andere Form des Fastens zum Opfer oder zur Trauer, zur Buße, zur spirituellen Vision oder Reinigung.

Yogische Praktiken, einschließlich des Fastens, reichen Tausende von Jahren zurück. Paramahansa Yogananda, ein berühmter Yogi und Guru, sagte: „Das Fasten ist eine natürliche Heilungsmethode." Ebenso beinhaltet Ayurveda, eine alte Heilpraxis, das Fasten als Teil der Therapie.

Die wissenschaftliche Medizin gewann jedoch an Bedeutung und entwickelte bessere Medikamente. Fasten und andere naturheilkundliche Formen der Heilung fielen von der Bühne. In letzter Zeit kehren viele Menschen, die nach Gesundheitslösungen suchen, zu den alten Wegen zurück.

Modernes Fasten

Die alte, bewährte Heiltradition des intermittierenden Fastens steht wieder einmal im Mittelpunkt und gewinnt bei vielen Menschen heute an Popularität. Zwischen 1895 und 1985 verfolgte und überwachte der Arzt Herbert Shelton die Fasten von mehr als 40.000 Menschen. Im Laufe des Jahrhunderts wurde der Schluss gezogen, dass das Fasten ein radikaler und grundlegender Prozess ist, der älter ist als jede Praxis der Körperheilung, eine instinktive Methode, wenn ein Organismus krank ist.

Obwohl das intermittierende Fasten eine Praxis ist, die so alt ist wie die Menschheit selbst, zeigen moderne Wissenschaft und neuere Studien nun, dass das Wissen, wann man essen sollte und wann man aufhören sollte zu essen, bedeutende positive Veränderungen im Körper hervorruft und das gesamte System neu startet, was seine Fähigkeit, auf hohen Ebenen sowohl geistig als auch körperlich zu funktionieren, erhöht. Tatsächlich unterstützt viel Forschung die gesundheitlichen Vorteile des intermittierenden Fastens.

- Der Nahrungsentzug hält Geist und Gedächtnis frei, reduziert das Risiko für verschiedene Krankheiten und hält die Körperzellen gesund. Eine Studie namens „The Scientific Evidence Surrounding Intermittent Fasting" (Der wissenschaftliche Beweis für intermittierendes Fasten) unter der Leitung von Dr. Amber Simmons wies darauf hin, dass intermittierendes Fasten zusammen mit kalorienreduzierter Einschränkung eine effektive Methode zur Förderung der Gewichtsabnahme bei adipösen und übergewichtigen Personen ist.

Fasten ist kein Verhungern.

Wenn Menschen das Wort „Fasten" hören, denken sie oft, dass es gleichbedeutend ist mit Hunger. Dieses Missverständnis kann Menschen oft in die Irre führen und eine andere, noch nie da gewesene, exotische und manchmal komplizierte Ernährungsmethode wählen.

Verhungern ist, wenn man nicht weiß, wann die nächste Mahlzeit kommt. Andererseits ist das Fasten eine Praxis, in der die Perioden, in denen „essen" und „aufhören zu essen", strategisch geplant sind. In der Tat, das Wort Frühstück ist die Nahrung, die Sie essen, um das Fasten zu brechen, das Sie jeden Tag tun, während Sie schlafen.

Auf der anderen Seite ist es nicht das Fasten, das gesundheitliche Vorteile bringt, sondern die Kalorieneinschränkung, die durch das, was Sie essen, begrenzt wird. Wenn Sie zum Beispiel um 6 Uhr morgens essen und in den nächsten 9 Stunden nichts essen, dann schränken Sie Ihre Kalorienzufuhr tatsächlich ein, ohne zu zählen, da Sie nur die richtige Menge an Nahrung zu sich nehmen und keine doppelten Portionen Ihrer Frühstücksmahlzeit essen. Der Schlüssel zum intermittierenden Fasten ist „Disziplin" und nicht Hunger.

Bringen Sie Ihrem Körper bei, Glukose und Fett zu verbrennen.

Das intermittierende Fasten ist keine Diät an sich, sondern eine Methode, bei der Sie Ihrem Körper beibringen, sich in Perioden von „Essen" und „Fasten" aufzuteilen. Wie kann das Lernen, wann man essen sollte und wann nicht, einer Person helfen, Gewicht zu verlieren?

Rekalibrierung eines lebensmittelabhängigen Systems

Der Körper verstoffwechselt Fett und Glukose aus der Nahrung, die er als Hauptenergiequelle verbraucht. Kohlenhydrate sind die Hauptquelle für Glukose. Wenn Sie eine kohlenhydratreiche Ernährung einnehmen, werden die Kohlenhydrate in die einfachste Form, die Glukose, eingeteilt. Diese Substanz zirkuliert frei im Blutkreislauf in jeder Zelle des Körpers als Energiequelle. Wenn Sie essen, versorgt es Ihren Körper mit genügend Glukose, um Ihren Körper mit genügend Energie zu versorgen, um 3-4 Stunden lang zu laufen.

Überschüssige Glukose geht an die Leber und die Muskeln zur Speicherung und wird zur sekundären Energiequelle des Körpers. Wenn den Zellen der zirkulierende Blutzucker ausgeht, baut der Körper ab und verstoffwechselt das gespeicherte Glykogen zu Glukose. Glykogen ist der Grund, warum Sie nicht alle 15 bis 20 Minuten essen müssen. In der Tat, die Speicher von Glykogen in Ihrem Körper können Sie für 6 bis 24 Stunden nach Ihrer letzten Mahlzeit halten.

Das Problem beginnt, wenn Sie übermäßige Mengen an Kohlenhydraten zu sich nehmen. Ihrem Körper geht die Speicherkapazität für Glykogen aus, so dass die Leber es in Fettgewebe, Triglyceride oder Fett für eine langfristige Speicherung umwandelt. Da es den Körper kontinuierlich mit Energie versorgt, indem es 3 Mahlzeiten und 2 oder 3 Snacks zwischen den Mahlzeiten

einnimmt, haben die Zellen ständig einen Überangebot an Glukose, die in der Leber in mehr Glykogen und im Körper in Fett umgewandelt wird.

Sehen Sie jetzt das klarere Bild? Die meisten von uns verbrauchen mehr Energie, als unser Körper verbrauchen kann, so dass das System sie als Glykogen und Körperfett speichert. Wir neigen auch dazu, zu essen, wenn wir uns etwas hungrig fühlen, so dass wir unseren Zellen nicht die Möglichkeit geben, diese gespeicherten Brennstoffe zu nutzen. Deshalb fügen wir unserem System immer mehr gespeichertes Glykogen und Fettgewebe hinzu, was zu verschiedenen Gesundheitsproblemen wie Diabetes, Übergewicht und anderen Krankheiten im Zusammenhang mit hohem Zucker- und Fettgehalt im Körper führt.

Darüber hinaus ist der Körper bei kontinuierlicher Ernährung an die ständige Zufuhr von frei zirkulierender Glukose gewöhnt, was zu einer Insulinresistenz führen kann. Glukoseintoleranz ist ein Zustand, bei dem der Körper immer wieder mit hohem Zucker- und Insulinspiegel im Blut steht, bis das System nicht mehr genügend Insulin produziert, um Glukose zu metabolisieren oder gegen seine Wirkung resistent wird.

Verwandeln Sie Ihren Körper in eine Zucker- und Fettverbrennungsmaschine.

Das einfache Prinzip des intermittierenden Fastens ist die „Disziplin". **Das zeitweise Nichtessen oder Essen gibt dem Körper die Möglichkeit, überschüssige und gespeicherte Glukose und Fett zu verbrennen. Das Üben des intermittierenden Fastens rekalibriert Ihren Körper von einem lebensmittelabhängigen System in einer Fett- und Zuckerverbrennungsmaschine.**

Der menschliche Körper ist ein fantastischer Mechanismus mit einem entwickelten System, das es ihm ermöglicht, Zeiten mit niedrigen Nahrungsquellen zu bewältigen. Es unterliegt dem untenstehenden 5-stufigen Prozess, um den Energiebedarf zu decken.

Essen & Trinken

Das Essen von Lebensmitteln erhöht den Insulinspiegel im Körper und ermöglicht es dem Körpergewebe, Glukose als Energiequelle zu nutzen. In dieser Phase speichert die Leber den Überschuss als Glykogen selbst. Wenn der Glykogenspeicherplatz in der Leber voll ist, wandelt das Organ den Überschuss in Triglyceride oder Fett für eine längere Lagerung um.

Glykogenabbau

Innerhalb von 6 bis 24 Stunden nach einer Mahlzeit beginnt der Insulinspiegel zu sinken. Während dieser Zeit beginnt der Körper, das gespeicherte Glykogen als Energie zu metabolisieren, und diese sekundäre Glukosequelle in der Leber kann den Körper für etwa 24 Stunden halten.

Glukoneogenese

Nach etwa 24 Stunden bis 2 Tagen ohne fertige Glukosequelle verwendet der Körper Aminosäuren, die einfache Form des Proteins, um während des Prozesses der „Glukoneogenese" neue Glukose herzustellen. Bei einer nicht diabetischen Person sinkt der Glukosespiegel, bleibt aber im normalen Bereich.

Ketose

Nach 2 bis 3 Tagen ohne Nahrung stimulieren niedrige Insulinwerte im Körper den Abbau von Triglyceriden oder gespeichertem Fett für Energie während des Prozesses der Lipolyse. Der Körper verstoffwechselt gespeichertes Fett in 3 Fettsäureketten und Glycerin-Wirbelsäule. Der Körper verwendet Glycerin für die Glukoneogenese oder die Herstellung neuer Glukose. Körpergewebe können leicht 3 Fettsäureketten als Energiequelle nutzen.

Das Gehirn kann diese 3 Fettsäureketten jedoch nicht als Energie nutzen, so dass der Körper sie in Ketonkörper oder Energie umwandelt, die die Blut-Hirn-Schranke als Kraftstoffquelle des Gehirns passieren kann, die hauptsächlich in Form von Acetoacetat und Beta-Hydroxybutyrat vorliegt, um den Energiebedarf des Gehirns zu decken.

Vier Tage nach der letzten Mahlzeit des Körpers stammen 75 Prozent der von Ihrem Geist verbrauchten Energie von Ketonen, und die Menge steigt während der Fastenzeit um mehr als das 70fache.

Konservierung von Proteinen

Am fünften Tag stimuliert das Fasten die Produktion von Wachstumshormonen, die dem Körper helfen, fettfreies Gewebe und Muskelmasse zu erhalten. In dieser Zeit nutzt das Stoffwechselsystem Ketone und Fettsäuren vollständig als Energiequelle. Der Adrenalinspiegel (Noradrenalin) steigt ebenfalls an, um sich an Veränderungen anzupassen und dem Körper mehr Energie zu geben.

Natürlich werden Sie während des intermittierenden Fastens nicht verhungern oder sich selbst die Nahrung entziehen. Wie bereits erwähnt, konzentriert sich diese Praxis auf die Programmierung, wann man essen sollte und wann nicht, und lehrt den Körper allmählich, überschüssigen und gespeicherten Zucker und Fett als Energie zu verwenden, anstatt sich auf Nahrung zu verlassen. Diese traditionelle

Methode öffnet die Türen zu mehr Gesundheit, Gewichtsabnahme und dem Aufbau von mageren Muskeln und Geweben.

Fasten ist der einfachste Weg, um gesund zu sein.
Das Beste am intermittierenden Fasten ist, dass Sie es in jede gesunde und ausgewogene Ernährung integrieren können. Wenn die Diät besonders schwer zu befolgen ist, haben Sie die Möglichkeit, sich keine Gedanken mehr darüber zu machen, was Sie essen sollen. Es ist auch praktisch, wenn Sie für einen bestimmten Zeitraum keine Mahlzeiten zubereiten müssen. Darüber hinaus können Sie auch einen bestimmten Betrag an Geld sparen. Aber das ist nicht der wahre Grund, warum die meisten Menschen das intermittierende Fasten lieben. Das intermittierende Fasten bietet viel mehr in Bezug auf die Zweckmäßigkeit.

Einige Menschen haben die Gewohnheit entwickelt, während ihres gesamten Lebens keine gesunden Ernährungsentscheidungen und ungesunde Ernährungsmuster zu treffen, wie z.B. zwischen den

Mahlzeiten zu essen, Fastfood und Junk mit einer ausgewogenen Ernährung zu wählen oder einfach ständig dem Verlangen nach Nahrung nachzugeben, wenn sie sich hungrig fühlen. All dies stellt einen ungesunden Lebensstil dar, der letztendlich zu ernsthaften gesundheitlichen Problemen führen kann.

Nach einer Diät und Fasten führt zu einer Gewichtsabnahme. Daher stehen Menschen, die behaupten, ihr überschüssiges Fett wegzuwerfen, vor einer schwierigen Situation, wenn sie sich für eine Methode entscheiden, die sie an einen gesünderen Lebensstil anpassen können.

Laut Dr. Michael Eades, Mitautor des berühmten Buches „Protein Power", ist es immer einfach, über eine Diät nachzudenken, aber oft ist es schwieriger, sie durchzuführen. Im Gegensatz zu einem Ernährungsprogramm ist das intermittierende Fasten genau das Gegenteil, es scheint zu schwierig zu sein, aber sobald man einmal gehandelt hat, stellt man fest, dass es überhaupt nicht so schwierig ist.

Die Diät ist in den ersten Tagen immer einfacher, aber je länger man darauf bleibt, desto weniger attraktiv findet man sie. Deshalb funktionieren die meisten Diäten auf lange Sicht nicht. Nur wenigen Menschen gelingt es, eine Ernährungsweise in ihren Lebensstil zu integrieren.

Das Nachdenken über das Fasten würde Sie immer glauben lassen, dass Sie einen Tag ohne Essen nicht überleben können, besonders für diejenigen, die fasten müssen. Sie werden es jedoch leichter haben, dies zu tun, wenn Sie damit beginnen. Es zu einer Gewohnheit zu machen und es Teil Ihres Lebensstils zu machen, ist einfacher als nur nachzudenken. Es ist schwierig, die Idee des Nicht-Essens zu überwinden, aber sobald man das Hindernis überwunden hat, ist intermittierendes Fasten in der Tat einfacher zu tun, als einer Diät zu folgen.

Die intermittierende Schnelligkeit wirkt wie eine Reset-Taste. Es regelt oder sagt Ihnen nicht, welche Art von Nahrung Sie essen und nicht konsumieren sollten. Stattdessen bestimmt er den besten Zeitpunkt für eine angemessene, gesunde und ausgewogene Mahlzeit. Es ist ein Essverhalten, das sich in Ihren Lebensstil integriert, um Ihren Körper zu rekalibrieren und Ihre Gesundheit zu verbessern.

Kernpunkte:

- Fasten ist eine alte Tradition der bewährten Heilung, die Ihnen helfen kann, Gewicht zu verlieren und Muskeln aufzubauen.

- Die Praxis der Planung Ihrer Essenszeit beschäftigt Ihren Körper, Geist und Seele mit verschiedenen gesundheitlichen Vorteilen.

- Der Schlüssel zum intermittierenden Fasten ist Disziplin, nicht Hunger. Es plant nur, wann er essen soll und wann nicht.

- Kalorienreduziertes Fasten rekalibriert Ihren Körper von einem Zuckersystem zu einer fettverbrennenden Maschine.

- Es stellt den Knopf wieder her und gibt Ihrem Körper die Möglichkeit, sich zu entspannen und Energie für Heilung, Gewichtsabnahme und Muskelaufbau zu sammeln.

Kapitel 2: Die Tugenden des intermittierenden Fastens

Bevor Sie mit dem Fasten beginnen, sollten Sie verstehen, welche hormonelle Anpassung Ihr Körper in Bezug auf den Fettabbau erfahren wird, so dass Sie nicht sofort in ihn eintauchen und aufhören, bevor er in Ihrem Körper zu wirken beginnt.

Lassen Sie uns zunächst den „Esszustand" und „Fastenzustand" des menschlichen Körpers betrachten. Ein menschlicher Körper befindet sich in einem Ernährungszustand, wenn er Nahrung aufnimmt und verdaut. Im Allgemeinen beginnt die Essenszeit mit dem Zeitpunkt, an dem Sie mit dem Essen beginnen, und das dauert zwischen 3 und 5 Stunden, während Ihr Verdauungssystem daran arbeitet.

Während Sie auf einer Diät sind, kann Ihr Körper keine Fette effizient verbrennen, da der hohe Insulinspiegel im Körper es den Zellen ermöglicht, Zucker für Energie zu nutzen.

Nach dem Verdauungsprozess befindet sich der Körper jedoch bald im *Nachabsorptionszustand*, was bedeutet, dass Ihr Körper nicht mehr an der Verarbeitung einer Mahlzeit arbeitet. Diese Periode dauert 8 bis 12 Stunden nach der letzten Mahlzeit, und während dieser Zeit beginnt Ihr Körper, den Eintritt in den Fastenzustand zu erhalten. Während dieser Zeit beginnt Ihr Körper, Fett zu verbrennen, und Ihr Insulinspiegel beginnt zu sinken.

Denken Sie daran, dass Ihr Körper erst 12 Stunden nach Ihrer letzten Mahlzeit auf nüchternen Magen geht, und da die meisten von uns 3 bis 6 Mahlzeiten pro Tag essen, ist es selten, dass der Körper in diesen Zustand geht – deshalb beraubt er Ihren Körper davon, den Zustand der Fettverbrennung zu erleben.

Intermittierendes Fasten maximiert das Glykogen und den Fettverbrennungsmechanismus des Körpers. Während des „Fastenzustandes" durchläuft Ihr System verschiedene hormonelle Anpassungen, die zu Gewichtsverlust und Muskelaufbau führen.

Senkung des Insulinspiegels

Alle Lebensmittel steigen auf den Insulinspiegel im Körper. Daher ist die kohärenteste, effizienteste und wirksamste Strategie zur Senkung dieser Werte die Vermeidung bestimmter Lebensmittel. Wenn Sie eine nicht-diabetische Person sind, bleiben die Blutzuckerwerte normal, da sich Ihr Körper in der Fettverbrennung zu verändern beginnt. Diese Anpassung zeigt sich bereits in 24-36 Stunden Fasten. Je länger Sie fasten, desto länger ist die reduzierte Insulindauer und desto signifikanter ist die Abnahme.

Laut einer Studie mit dem Titel „Alternatives Fasten bei nicht fettleibigen Personen: Auswirkungen auf das Körpergewicht, die Körperzusammensetzung und den Energiestoffwechsel" ist das Fasten jeden zweiten Tag eine effektive Methode, um den Insulinspiegel zu senken, ohne den normalen Glukosespiegel des Körpers zu beeinflussen.

Fasten senkt das Insulin um 20-31 Prozent und den Blutzucker um 3-6 Prozent, sobald der Körper gespeichertes

Fett als Energiequelle anstelle von Kohlenhydraten verwendet, was das Risiko von Typ-2-Diabetes reduziert.

Erhöhung der Gewichtsabnahme

Ein weiterer Grund, warum intermittierendes Fasten heutzutage beliebt ist, ist, dass wissenschaftliche Studien zeigen, dass es eine leistungsstarke Technik zum Abnehmen ist. Wir lieben es, Lebensmittel zu essen, die reich an Kohlenhydraten und Fetten sind, und dann geraten wir in Panik, wenn wir sehen, wie sich unsere Gewichtsmessung erhöht.

Mit der Praxis des intermittierenden Fastens können Sie wählen, ob Sie weniger Mahlzeiten essen oder für ein paar Tage kein Essen zu sich nehmen möchten. Dieser Prozess wird sicherlich die gesamte Kalorienzufuhr reduzieren und die hormonelle Veränderung, die die Fettverbrennung hemmt, normalisieren, indem er die Freisetzung von Noradrenalin (Noradrenalin) auslöst.

Durch kurzfristiges Fasten können Sie Ihren Stoffwechsel um bis zu 14 Prozent steigern. Intermittierendes Fasten führt auch zu einer Gewichtsabnahme durch Änderung der Kaloriengleichung, wie z.b. weniger konsumieren und mehr Kalorien verbrennen.

Die gleiche Studie, die die Auswirkungen des alternativen Fastens bei der Reduzierung des Insulinspiegels zeigte, ergab nach 22 Tagen, dass die 16 Personen, die jeden zweiten Tag aßen, 2,5 Prozent ihres Körpergewichts verloren.

Die Studie zeigte auch, dass ihr Hunger am ersten Tag des Fastens zunahm und hoch blieb. Es gab keine signifikanten Veränderungen in der Stoffwechselrate dieser ruhenden Menschen (RMR) und des Atemquotienten (RQ) von Tag 1 bis Tag 21, aber an Tag 22 nahm ihre RQ ab, was zu einem signifikanten Anstieg der Oxidation oder des Fettabbaus in ihrem Körper auf 15 Gramm und mehr führte.

Da der Hunger an Fastentagen jedoch nicht nachgelassen hat, haben die Forschungsautoren vorgeschlagen, dass das Essen einer kleinen Mahlzeit an Fastentagen diesen Ansatz akzeptabler macht. Die Studie bestätigte jedoch, dass Fasten eine effiziente und schnelle Strategie zum Abnehmen von Übergewicht ist.

Bauchfett schnell verbrennen

Bauchfett oder das, was wir „Fettpölsterchen" nennen, sind die gefährlichsten aller in Ihrem Körper gespeicherten Fette. Der Name mag attraktiv klingen, aber die Griffe der Liebe sind sehr unheimlich. Es handelt sich um gefährliche viszerale Fette, die sich um die inneren Organe ansammeln und später zu schweren Krankheiten führen.

Eine Studie ergab jedoch, dass intermittierendes Fasten nicht nur das Körpergewicht reduziert, sondern auch den Taillenumfang um 4 Prozent bis 7 Prozent.

Stimulieren Sie die Produktion von Wachstumshormonen.

Wachstumshormon oder Somatotropin oder menschliches Wachstumshormon stimuliert die Zellvermehrung und -regeneration und das Wachstum ist daher sehr wichtig für die menschliche Entwicklung. Es ist ein natürliches Hormon, das von der Hypophyse produziert wird, und der größte Teil der Sekretion erfolgt während des Schlafes. Mit zunehmendem Alter nimmt das Niveau der Wachstumshormonproduktion ab und kann zu einer Verringerung der mageren Muskelmasse, Energiemangel und erhöhtem Körperfett führen.

Die Beziehung zwischen menschlichem Wachstumshormon und Insulin ist kompliziert. Das menschliche Wachstumshormon ist der Antagonist des letzteren und umgekehrt. Wenn Sie Insulinresistenz haben, hat Ihr Körper kontinuierlich hohe Mengen an Insulin, um das hohe Volumen an Glukose in Ihrem Körper auszugleichen, was die Produktion von Wachstumshormon verringert.

Andererseits kann Insulinresistenz das Ergebnis eines HGH-Mangels sein. Wenn Ihr Körper einen hohen Spiegel an Wachstumshormon produziert, konkurriert er mit denselben Rezeptorstellen wie Insulin und anstatt Glukose als Energiequelle zu metabolisieren, verbrennen die Zellen stattdessen Fett. Die Insulinproduktion nimmt ab und das System kann die hohe Zuckermenge im Körper nicht ausreichend stabilisieren. Darüber hinaus neigen Menschen mit vermindertem HGH zu einem übermäßigen Körperfettgehalt. Sie haben auch Bewegungstoleranz und Muskelkraft reduziert.

Der Ernährungszustand hemmt die Sekretion des menschlichen Wachstumshormons, da der Körper den Insulinspiegel anhebt, um Glukose aus der Nahrung als Energiequelle beim Essen zu metabolisieren. Das Fasten für nur 5 Tage erhöht die Sekretion des menschlichen Wachstumshormons um bis zu das Zweifache. Wenn Sie fasten, nimmt die Glukoseversorgung Ihres Körpers ab, was die Insulinproduktion reduziert. Wenn die Menge an Insulin im Körper gering ist, steigt die Menge an GHG, um sich an die Veränderung anzupassen, Fett für die benötigte Energie zu verbrennen und dabei Gewicht zu verlieren.

Steigende Wachstumshormonspiegel im Körper erhöhen die Mengen an zirkulierendem insulinähnlichem Wachstumsfaktor I (IGF-I), der auch das Wachstum reguliert. Die Zunahme von THG und IGF-I führt zu einer erhöhten Muskelmasse und einer erhöhten Muskelkraft.

Erhöht den Adrenalinspiegel

Unser Körper ist mit einem Überlebensmechanismus ausgestattet, der ihn im Überlebensmodus aktiviert, wenn er hungrig oder müde ist. Dann, wenn es verzweifelt wird, verstärkt der Körper diesen Instinkt, so dass er mehr Energie haben kann, sich zu bewegen und nach Nahrung zu suchen.

Wenn Sie fasten, erlebt Ihr Körper leichten Stress, der die Adrenalinproduktion erhöht. Es ist ähnlich wie die Reaktionen Ihres Körpers beim Training oder wenn ein Hund Sie auf dem Weg nach Hause verfolgt. Ihr natürliches

Kampf- oder Flughormon wird aktiviert, um Ihre Sicherheit oder Ihr Überleben in Gefahrensituationen zu gewährleisten. Im Allgemeinen gilt: Je größer der Stress, desto größer die Sekretion von Adrenalin.

Intermittierendes Fasten ist eine gute Möglichkeit, den Körper unter Stress zu setzen, ohne sich selbst in Gefahr zu bringen. Während seine Zellen beginnen, Fett als Energiequelle zu nutzen, sagt er dem Körper, was er braucht, um sich selbst zu ernähren: ein primitiver Instinkt, der es primitiven Menschen erlaubt, in Zeiten, in denen die Quelle knapp ist, zu jagen und nach Nahrung zu suchen, was das Überleben sichert.

Intermittierendes Fasten stimuliert auf natürliche Weise die Adrenalinausschüttung, die die gespeicherte Energie freisetzt und nutzt: Muskelglykogen und Fett. Einfach ausgedrückt, fördert Adrenalin die Freisetzung der gespeicherten Glukose aus ihren Positionen im Körper und erhöht den Stoffwechsel auch im Ruhezustand. Darüber hinaus erhöhen erhöhte Adrenalinspiegel die Konzentration, den Fokus und die Energie.

Regulieren Sie die Funktionen von Zellen, Hormonen und Genen.

Sobald Sie fasten, beginnt Ihr Körper, Zellen zu reparieren und reguliert den Hormonspiegel, so dass das Körperfett funktioniert. Im Folgenden finden Sie Beispiele für einige Änderungen, die während des Fastens auftreten.

Zellreparatur

Der Körper verursacht einige zelluläre Reparaturen, wie z.B. die Entfernung von Giftstoffen und Abfällen aus dem Körper, in einem Prozess, der als Autophagie bekannt ist, der darin besteht, dysfunktionale Proteine abzubauen, die sich im Laufe der Zeit in den Zellen angesammelt haben. Eine erhöhte Autophagie kann den Körper vor einer Reihe von Krankheiten schützen, darunter Krebs und Alzheimer.

Veränderung der Genexpression

Eine Studie mit dem Titel „Die Auswirkungen des Fastens auf den physiologischen Status und die Genexpression; ein Überblick" ergab, dass die Kalorienrestriktion durch Reduktion von Lebensmitteln oder Eliminierung von kalorienhaltigen Lebensmitteln und Getränken über einen Zeitraum mehrere Signalwege und die Expression verschiedener Gene verändert, was zu einer längeren Lebenserwartung und einer hohen Immunität gegen Krankheiten führt.

Darüber hinaus ergab eine weitere Studie, dass das Fasten an wechselnden Tagen die Expression von SIRT1, einem Gen, das mit der Langlebigkeit zusammenhängt, erhöht. Darüber hinaus zeigte eine weitere Studie, dass die Genexpression in der Adipogenese bei Mäusen ebenfalls verändert wurde, was zu einer schnelleren Regulierung von reserviertem Triacylglycerin im Kraftstoff führte.

Lindert Entzündungen

Die Forscher zeigten in Studien, dass das intermittierende Fasten eine signifikante Reduktion der Entzündung zeigt, die für viele chronische Krankheiten eine entscheidende Determinante ist. Eine Studie mit dem Titel „Ghrelin-Genprodukte bei akuten und chronischen Entzündungen" zeigte, dass die Reduzierung der Kalorien- und Nahrungsaufnahme die Produktion von Ghrelin oder Hungerhormon erhöht, das akute und chronische Entzündungen sowie Autoimmunität unterdrückt. Ein niedriger Fettgewebeanteil begünstigt auch die Produktion von entzündungshemmenden Proteinen.

Entwicklung eines starken Herzens

Intermittierendes Fasten reduziert die Risikofaktoren für Herzerkrankungen, einschließlich Entzündungsmarker, Bluttriglyceride, LDL-Cholesterin, Blutzucker und Insulinresistenz. Eine Studie namens „Fasten induzierte Veränderungen in der Genexpression, die den Substratstoffwechsel im Herzen der Ratte kontrollieren" ergab, dass sich das Herz während des intermittierenden

Fastens an Veränderungen im Glukose- und Fettsäurestoffwechsel anpasst, indem es die kardiale Energieproduktion auf der Ebene der Genexpression verändert. Dieser Effekt reduziert die Fettsäuren im Herzen.

Darüber hinaus zeigte „Intermittierendes Fasten: Die nächste große Mode zum Abnehmen", dass diese Praxis ähnliche Effekte wie intensive Bewegung, Herzfrequenzvariabilität, Ruheherzfrequenz und Blutdruck aufweist.

Anti-Aging

Bei Tests an Ratten hatte das intermittierende Fasten die Nutzungsdauer des Tieres um etwa 83 Prozent verlängert. „Intermittierendes Fasten: Die nächste große Mode zur Gewichtsabnahme" ergab, dass die Reduzierung der Kalorienzufuhr bei den meisten Tieren die Haltbarkeit um bis zu 30 Prozent verlängerte. „Ernährungsbedingte Einschränkungen der Hirnbioenergetik und des Redox-

Zustandes" zeigte, dass diese Praxis das Auftreten von alternden Markern verzögert.

Darüber hinaus stellte „Kalorieneinschränkung und intermittierendes Fasten: zwei potenzielle Diäten für eine erfolgreiche Gehirnalterung" fest, dass die Praxis der Kalorieneinschränkung und des intermittierenden Fastens den Stoffwechsel von Sauerstoff und radikaler Energie sowie die systemische Reaktion auf zellulären Stress beeinflusst und so Neuronen vor Umwelt- und genetischen Faktoren im Zusammenhang mit dem Altern schützt.

Verbessert Konzentration und geistige Klarheit

Wie bereits erwähnt, stimuliert das Fasten die Sekretion von Adrenalin, was hilft, Konzentration, Konzentration und Energie zu steigern. In Kapitel 1: Diät in einer bewährten alten Heilung, diskutieren wir auch Ketone und wie das Fasten dem Körper hilft, Ketose zu erreichen und sie in eine Fettverbrennungsmaschine zu verwandeln. Während der

Ketose baut die Leber Fettsäuren als Energie in Ketone ab.

Ketone sind effizientere Kraftstoffe für das Gehirn als Glukose. Wenn Ihr Körper Kraftstoff verbrennt, entweder Ketone oder Glukose, verwandelt er ihn in Adenosintriphosphat (ATP), die Substanz, die Ihre Zellen für die Energiegewinnung verwenden. Ketone helfen, die Produktion von ATP besser zu produzieren und zu steigern als Glukose, indem sie mehr Energie für Körper und Gehirn erzeugen und so die geistige Leistungsfähigkeit verbessern.

Darüber hinaus zeigen andere Untersuchungen, dass Ketone Gamma-Aminobuttersäure (GABA) effizienter verarbeiten können. GABA ist ein Molekül, das die Hirnstimulation reduziert.

Wenn Sie nicht fasten, verwendet der Körper Glukose als primäre Energiequelle und das Gehirn verwendet Glutaminsäure und Glutamat als Kraftstoff, Moleküle, die die Gehirnfunktion stimulieren. Wenn das Gehirn jedoch Glutaminsäure und Glutamat als Kraftstoff verwendet, ist von den beiden Molekülen nur noch sehr wenig übrig, um GABA zu verarbeiten. Ihr Verstand beginnt zu überarbeiten, ohne eine Möglichkeit, die Stimulation zu reduzieren, Ihre Gehirnneuronen sind überreizt und funktionieren übermäßig, was zu mentaler Verwirrung führt oder die so genannte Unfähigkeit, Informationen zu speichern oder sich auf eine Aufgabe zu konzentrieren.

Kurz gesagt, zu viel Glutamat bedeutet zu viel Gehirnanregung, was zu einer Neurotoxizität des Gehirns führt, die in einigen Fällen Anfälle verursacht, sowie verschiedene neurologische Störungen wie Demenz, amyotrophe Lateralsklerose (ALS), Migräne, bipolare Störungen und sogar Depressionen.

Wenn Sie fasten, geben Sie dem Gehirn eine weitere Energiequelle, die das Gehirn mit genügend Glutaminsäure und Glutamat versorgt, um GABA zu verarbeiten. Dieser Prozess hilft, überschüssiges Neuronenfeuer auszugleichen und zu reduzieren, was zu einer besseren geistigen Konzentration führt. Auf der anderen Seite zeigen Studien, dass eine erhöhte Produktion von GABA Angst und Stress reduziert, was auch zur Verbesserung der mentalen Klarheit beiträgt.

Entfesselt Energie für die Heilung

Haben Sie schon einmal mehr als 8 bis 10 Stunden am Tag an einem Großprojekt gearbeitet, besonders wenn Ihr Chef Sie auffordert, etwas zu tun, das über Ihre Gehaltsgruppe oder Ihre Berufsbezeichnung hinausgeht? Dann haben Sie eine genaue Vorstellung davon, wie sich Ihr Körper fühlt, wenn er die Lebensmittel, die Sie essen, 24 Stunden am Tag, 7 Tage die Woche verarbeiten muss.

Der Gebrauch bringt seinen Körper unter Druck. Ähnlich wie bei einer erheblichen Arbeitsbelastung kümmert sich Ihr Körper um sich selbst. Sie müssen sich stellen und wichtige Entscheidungen treffen. Kümmern Sie sich zuerst um die dringendsten und wichtigsten Aufgaben und lassen Sie die Themen beiseite, die einen weiteren Tag warten können. Je mehr Sie sich mit Essen befüllen, desto mehr überarbeiten Sie es, ob Sie bereit sind, einen neuen Job anzunehmen oder nicht. Irgendwann kann er sich nicht mehr ernähren, und er hat mehrere gesundheitliche Probleme. Wie ein böser Chef, der einen weiteren Stapel Papier wegwirft, um es zu verarbeiten, als er noch 3 hohe Batterien auf seinem Schreibtisch hat.

Sie können Urlaub machen, wenn Sie sich müde, unterbewertet und überarbeitet fühlen. Sein Körper hingegen ruht sich aus, vor allem, wenn er fast jede Stunde des Tages isst. Fasten bedeutet, Ihrem Körper die verdienten Feiertage der ständigen Ernährung zu geben. Wenn Sie essen, verbraucht Ihr Verdauungssystem bis zu 65 Prozent Ihrer Energie. Die Verdauung, zusammen mit all den anderen Prozessen, die Sie für den Tag benötigen, erfordert viel Energie. Am Ende des Tages hat Ihr Körper nicht genug Treibstoff für andere wichtige Aufgaben.

Während des intermittierenden Fastens leitet Ihr Körper die Energie in Richtung Erholung und Heilung um. Darüber hinaus, wenn Sie fasten, entgiftet Ihr Körper und entfernt effizient natürlich vorkommende Stoffwechselabfälle aus gesunden Zellen sowie Fremdgifte. Ihr System kann auch mehr Kraftstoff für die Reparatur von Zellen, Geweben und Organen ausgeben, anstatt nur Nahrungsnebenprodukte zu beseitigen.

Das Fasten ermöglicht es Ihrem Körper, die kritischen Aufgaben, die Sie sich vorgenommen haben, nachzuholen. Während dieser Zeit wird das System endlich in der Lage sein, alle Toxine zu handhaben, überschüssige Toxine aus dem Gewebe zu entfernen und so eine Phase oder Umgebung für die Heilung zu schaffen.

Fördert das spirituelle Wachstum

Da Sie ungesunde, schwere Lebensmittel kontinuierlich aus Ihrer Ernährung entfernen und entgiften, wird sich Ihr

Körper weniger dicht anfühlen und leichter werden. Der Verlust des gesamten überschüssigen Fetts während des Prozesses macht Sie auch leichter. Darüber hinaus reduziert das Fasten Schlafstörungen und Müdigkeit und hilft Ihnen, innere Harmonie und Gleichgewicht zu erreichen.

Wenn Sie gesünder sind, wird sich Ihr Fokus von alltäglichen Dingen und der physischen Realität auf Aspekte Ihres Lebens verlagern, die wirklich wichtig sind und nicht auf Ihre Gesundheitsprobleme.

Die Praxis des intermittierenden Fastens fördert auch die Disziplin, die die geistigen Sinne schärft, besonders wenn sie in Verbindung mit der Meditation praktiziert wird. Die Erfüllung selbst auferlegter Aufgaben stärkt Ihre Willenskraft, so dass Sie lernen, Ihr Leben besser zu managen, besonders in Stresssituationen.

Gründe, warum das Fasten funktioniert

Neben der Besessenheit der Menschen von überschüssigem Fett und Gewichtsverlust gibt es noch andere Gründe, warum Sie das intermittierende Fasten so oft wie möglich üben müssen, abhängig von Ihrem Gesundheitszustand. Im Folgenden finden Sie einige Vorteile, die Sie durch das Üben des intermittierenden Fastens erzielen können.

Entspannend

Sobald Sie fasten, gibt es nicht viel, worüber Sie sich Sorgen machen müssen, denn Sie müssen sich nicht mehr um etwas zum Essen kümmern. Sie können ein Glas Wasser trinken und den Tag beginnen. Stellen Sie sich vor, Sie haben eine Mahlzeit weniger an einem Tag oder einen ganzen Tag ohne regelmäßige Mahlzeiten. Ein Tag, an dem man weniger Essen zubereitet, ist ein Tag, an dem man sich mit absoluter Entspannung verwöhnen lässt. Das bedeutet jedoch nicht, dass Sie beim Fasten traurig aussehen werden oder aus der Asche gefallen sind.

Die meisten von Ihnen werden wahrscheinlich auf jemanden warten, der weniger energisch ist oder zu schnell gefallen ist. Wenn Sie jedoch diejenigen fragen, die fasten, werden Sie überrascht sein, wie energisch sie in dieser Phase erscheinen, wenn sie regelmäßig ihr Essen essen.

Verlängert die Lebensdauer

Es ist allgemein bekannt, dass die Kalorieneinschränkung ein Weg ist, um das Leben zu verlängern. Wenn Sie fasten, findet Ihr Körper deshalb einen Weg, Ihr Leben zu verlängern. Wenn Sie sich auf der intermittierenden Diät befinden, aktiviert Ihr Körper die Kalorienrestriktion als Reaktion auf die Verlängerung Ihres Lebens. Damit erhalten Sie den Vorteil eines verlängerten Lebens, ohne wirklich echten Hunger zu erleben. Eine 1945 durchgeführte Studie über das intermittierende Fasten an wechselnden Tagen bei Mäusen zeigt, dass das Fasten tatsächlich zu einem längeren Leben führte.

Chemotherapie-Ergänzung

Es gibt eine Studie mit Krebspatienten, die Nebenwirkungen der Chemotherapie aufgedeckt haben. Laut der Studie verringerten Patienten, die vor der Behandlungserfahrung gefastet hatten, diese Nebenwirkungen. Darüber hinaus stellt eine Studie fest, dass diese Praxis die Wirkung von Chemotherapie oder Bestrahlung deutlich erhöht. Ebenfalls unterstützt die Forschung das intermittierende Fasten am alternativen Tag, was zu dem Schluss führt, dass das intermittierende Fasten vor der Chemotherapie-Sitzung zu höheren positiven Outcome-Raten und weniger Todesfällen führt. In einer umfassenden Analyse mehrerer Studien über Krankheiten und Fasten zeigt sich, dass intermittierendes Fasten nicht nur das Krebsrisiko reduziert, sondern auch einen positiven Einfluss auf Herz-Kreislauf-Erkrankungen hat.

Kernpunkte:

- Während des intermittierenden Fastens erfährt Ihr Körper verschiedene hormonelle Anpassungen, darunter ein verminderter Insulinspiegel, eine stimulierte Wachstumshormonproduktion, ein erhöhter Adrenalinspiegel und regulierte Funktionen von Zellen, Hormonen und Genen.

- Die verschiedenen hormonellen Veränderungen, die Ihr Körper während des Fastens erfährt, helfen, die Gewichtsabnahme zu erhöhen, Bauchfett schnell zu verbrennen, Zellen zu reparieren, die Genexpression zu verändern, Entzündungen zu lindern, ein starkes Herz zu entwickeln, das Leben zu verlängern und Energie zur Heilung freizusetzen, sowie eine Chemotherapie zu ergänzen.

- Zusätzlich zu den positiven körperlichen Effekten verbessert das Fasten Ihren mentalen Fokus und Ihre Klarheit und fördert das spirituelle Wachstum.

KAPITEL 3: EFFEKTIVE ANPASSUNG AN EINEN GESUNDEN WANDEL

Während der kalorienarmen Einschränkung und des intermittierenden Fastens wird Ihr Körper Veränderungen erleben, die sich um 360 Grad von Ihren üblichen Essgewohnheiten und der Menge an Nahrung, die Sie jeden Tag essen, unterscheiden können. Sie werden von einem mit Glukose gefütterten System zu einer Fettverbrennungsmaschine wechseln.

Kalorieneinschränkung und intermittierendes Fasten werden verschiedene Prozesse und Anpassungen einleiten, bis Ihr Körper schließlich in ein gesundes und effizientes System umgewandelt wird. Zwischen den Bedenken und den Auswirkungen sollten Sie sich auf Folgendes vorbereiten. Zu wissen, was während des Fastens zu behandeln ist, wird sicherstellen, dass Sie sich erfolgreich an diese Gesundheitspraktiken anpassen.

Elektrolytmangel

Es gibt falsche Bedenken über Kalorieneinschränkung und intermittierendes Fasten, die zu Unterernährung führen. Diese Missverständnisse sind einfach nicht richtig. Der Körper enthält genügend Glykogen und gespeichertes Fett als Energiequelle.

Die Hauptsorge beim Fasten ist der Mikronährstoffmangel. Studien zeigen jedoch, dass auch längeres intermittierendes Fasten keine Unterernährung verursacht. Der Kaliumspiegel kann leicht sinken. Allerdings reduzieren selbst 2 Monate kontinuierlicher Praxis die Werte nicht unter 3,0 Milliäquivalente pro Liter (mEq/L), auch ohne Nahrungsergänzungsmittel, was nur geringfügig unter dem Durchschnittswert von 3,5-5,0 mEq/L liegt. Zwei Monate kontinuierliches Fasten sind länger als empfohlen und Sie würden diese Methode nicht bei intermittierendem Fasten anwenden.

Andererseits bleiben Phosphor, Kalzium und Magnesium während des Fastens stabil, was vermutlich auf die große Menge an Knochenablagerungen zurückzuführen ist: etwa 90 Prozent des Phosphors und Kalziums des Körpers.

Die Einnahme eines Multivitamins während der Kalorieneinschränkung und des intermittierenden Fastens gibt dem Körper die empfohlene tägliche Menge an Mikronährstoffen. Tatsächlich zeigte ein 382-tägiges therapeutisches Multivitamin schnell keine schädlichen Auswirkungen auf die Gesundheit. Das einzige damit zusammenhängende Ergebnis war die leichte Erhöhung der Harnsäure, die nach dem 100. Tag des Fastens erfolgte.

Erhöhung der Harnsäurekonzentration

Eine Studie über die Harnsäureretention während des Fastens ergab, dass eine Periode von 21 Fastenzeiten einen signifikanten Anstieg der Harnsäurekonzentration im Blut verursachte, was das Ergebnis einer verminderten Harnsäureausscheidung war. Ein vermindertes Urinvolumen scheint die Hauptursache für die Akkumulation sowie für

Veränderungen im Stoffwechsel und in den Nierenfunktionen zu sein, die das System während des intermittierenden Fastens erfährt. Die Studie zeigte auch, dass Ketose das Oxidations- und Säure-Basen-Gleichgewicht von Körpergewebe und Blut zu verändern scheint, was zu einem Anstieg der Harnsäure führt.

Um diese Nebenwirkung zu verhindern und/oder zu beheben, müssen Sie:

- Genügend Wasser trinken, um Harnsäure zu verdünnen und die Ausscheidung der Nieren zu verbessern.
- Die Alkalität des Körpers erhöhen, indem Sie während der Essenszeit mehr Gemüse essen. Sie können gekochte Bohnen und Erbsen in Ihren Mahlzeiten braten, um die Alkalität und Fülle des Geschmacks hinzuzufügen.
- Vor dem Fasten einen hohen Harnsäuregehalt haben, dann können Sie vegan oder vegetarisch sein.
- 1/2 Teelöffel Backpulver in einem Glas Wasser hinzufügen und 3 mal täglich trinken.

- Fleisch reduzieren, da es einen hohen Puringehalt hat.
- Alkoholische Getränke vermeiden. Trinken Sie stattdessen Kaffee oder Tee.
- Preiselbeeren und Kirschen helfen, Schmerzen durch die Bildung von Harnsäurekristallen zu lindern.

Gewichtszunahme nach dem Fasten

Eine Gewichtszunahme nach der Fastenzeit ist normal. Das zusätzliche Gewicht ist meist die Gewichtszunahme durch Wasserspeicherung, und Sie können etwas Fett bekommen. Kurzfristige Gewichtszunahme tritt auf, nachdem Sie Ihre Fette abgebaut haben. Sobald Sie wieder essen, werden Sie das zusätzliche Gewicht auf Ihrer Waage sehen.

Keine Sorge! Dieser Gewinn ist nur vorübergehend. Das im Körper gespeicherte Glykogen wird stark hydratisiert, da es für Wasser bestimmt ist. Verwenden Sie während des Fastens gespeichertes Glykogen als Energiequelle. Das wird ihn abnehmen lassen. Wenn Sie in den Ernährungszustand eintreten, werden Sie an Wassergewicht zunehmen, da Ihr Körper die Glykogenspeicher wieder auffüllt. Darüber hinaus hält Natrium auch Wasser zurück, was das Gewicht durch Wasseraufnahme erhöht.

Dieses fast sofortige Mehrgewicht ist nicht überflüssig. Es ist nur so, dass der Körper nach dem Fasten wieder zur Normalität zurückkehrt. Darüber hinaus führt die Einschränkung der Kalorienzufuhr während des Fastens dazu, dass der Körper die gespeicherte Energie oder das Körperfett für einen zukünftigen Zeitraum mit reduzierten Kalorien erhöht.

Keine Sorge, Ihr Körper befindet sich immer noch im Übergang von einem Glukose-gefütterten System zu einer Fettverbrennungsmaschine. Ihr Körper wird sich nicht sofort an die Veränderungen anpassen. Aber während Sie Ihre Fastenpraxis fortsetzen, wird Ihr Körper bald effizient Fett als Energiequelle nutzen und verbrennen. Die folgenden

Tipps helfen Ihrem Körper, sich auf ein schnelleres, fetthaltiges System einzustellen.

- Vermeiden Sie Junk Food, Alkohol und Zucker, besonders in der ersten Woche des Fastens. Diese Lebensmittel versorgen den Körper mit Glukose, die Fettablagerungen während der Übergangszeit füttert, wenn der Körper angetrieben wird, um die Energiespeicherung zu erhöhen.

- Essen Sie Kohlenhydrate mit niedrigem glykämischem Index, wie Gemüse, Hülsenfrüchte, Bohnen und Vollkorn. Diese Lebensmittel werden langsamer verdaut und vermeiden den Anstieg des Blutzuckers, dass der Körper Fett wird, da er versucht, die Energiereserven wieder aufzufüllen, wenn das Fasten unterbrochen wird.

- Essen Sie hochwertiges Eiweiß wie Samen und Nüsse, Hülsenfrüchte, Bohnen, Vollkorn, fettarme Milchprodukte, Fisch und Fleisch. Sie verringern den

Appetit und reduzieren die Abhängigkeit des Körpers von Kohlenhydraten für die Energieversorgung und fördern das Muskelwachstum.

- Essen Sie kalorienarme Lebensmittel, wie Vollkorn und Gemüse. Sie sind reich an Ballaststoffen und kalorienarm pro Biss, was den Zucker, der den Körper ernährt, reduziert.

Verlust von fettfreier Muskelmasse

Dieses Problem ist ein weiteres wichtiges Anliegen im Zusammenhang mit dem intermittierenden Fasten: Verbrennt das intermittierende Fasten Muskeln? Die direkte Antwort ist NEIN. In der Tat, eine Studie ergab, dass während des Fastens, der Körper nicht beginnt, Muskel zu verbrennen, sondern beginnt, sie zu konservieren. Darüber hinaus kamen physiologische Studien zu dem Schluss, dass Protein für Glukose nicht „verbrannt""wird.

Wenn der Körper den Zustand der Ketose erreicht hat, ist es

nicht mehr notwendig, Proteine für die Glukoneogenese zu verwenden oder Aminosäuren in Glukose umzuwandeln, da der Körper Fettsäuren als Energiequelle metabolisiert. Unter normalen Bedingungen baut der Körper täglich 75 Gramm Protein ab. Während des Fastens fällt diese jedoch auf etwa 15 bis 20 Gramm pro Tag. So verringert das intermittierende Fasten tatsächlich den Muskelabbau.

Darüber hinaus erhöht das intermittierende Fasten den Gehalt an Wachstumshormon und insulinähnlichem Wachstumsfaktor I, der das Muskelwachstum und die Muskelkraft fördert. Wenn Sie sich Sorgen um den Verlust von Muskelmasse machen, dann versorgen Sie Ihren Körper mit genügend Fettsäurequellen, um als Energie zu verbrennen.

Nicht jeder kann fasten

Zeitweiliges Fasten ist nicht jedermanns Sache. Wie bei anderen Gesundheitsprogrammen gibt es auch hier wichtige Regeln und Ausnahmen.

Diejenigen, die nicht fasten sollten

Wenn Sie zu dieser Art von Menschen gehören, ist es empfehlenswert, nicht zu fasten.

- Diabetische und hypoglykämische Patienten
- Diejenigen, die untergewichtig sind
- Menschen mit niedrigem Blutdruck
- Menschen mit Essstörungen
- Diejenigen, die Medikamente nehmen
- Schwangere und stillende Frauen
- Frauen mit Amenorrhö und Fruchtbarkeitsproblemen
- Frauen, die versuchen zu schwanger zu werden.
- Diejenigen mit Cortisol-Deregulierung
- Menschen, die unter chronischem Stress leiden

Konsultieren Sie einen Arzt oder Ihren Arzt, wenn Sie sich nicht sicher sind, ob Sie fasten können. Wenn Sie festgestellt haben, dass Sie es nicht durchführen können, können Sie eine reinigende Diät durchführen, um zu entgiften und viele, wenn nicht sogar alle, Vorteile des Fastens zu erhalten. Reinigungsoptionen erzeugen oft die gleichen entgiftenden Effekte wie intermittierendes Fasten, eliminieren Giftstoffe und bauen gesundes Gewebe wieder auf, aber allmählich.

Fasten für Frauen

Es gibt einige Hinweise darauf, dass das Fasten für Frauen weniger vorteilhaft ist als für Männer. Es stellt sich heraus, dass der Körper von Frauen auf intermittierendes Fasten anders reagiert als der von Männern. Frauen sind empfindlicher auf Anzeichen von Hunger. Darüber hinaus sind die Hormone, die lebenswichtige Funktionen wie den Eisprung regulieren, extrem empfindlich gegenüber dem Energieverbrauch. Einige Frauen sind gut mit intermittierendem Fasten, während andere Probleme haben. Kalorieneinschränkung und intermittierendes Fasten können kurzfristig die hormonellen Impulse bei einigen Frauen verändern und regelmäßige und spezifische Zyklen unterbrechen.

Darüber hinaus können Kalorieneinschränkung und intermittierendes Fasten, wenn sie nicht richtig durchgeführt werden, verschiedene hormonelle Ungleichgewichte verursachen. Wenn der weibliche Körper den Hunger verspürt, steigt die Produktion von Hungerhormonen, Ghrelin und Leptin. Diese Reaktion ist die Art und Weise des Körpers, einen potentiellen Fötus zu schützen, auch wenn die Frau nicht schwanger ist.

Wenn Sie die Kalorieneinschränkung und das intermittierende Fasten praktizieren, werden Sie natürlich diese Hungersignale ignorieren, wodurch der Körper mehr Hungerhormone produziert, die alles aus dem Gleichgewicht bringen können.

Obwohl es keine Studien am Menschen gibt, zeigten Experimente an Ratten, dass intermittierendes Fasten einige Nebenwirkungen bei weiblichen Ratten hatte. Das Experiment zeigte, dass weibliche Ratten Unfruchtbarkeit und ein abgemagertes, männliches Aussehen entwickelten, wenn sie unter zyklischem Fasten standen. Die Eierstöcke schrumpften und die Menstruationszyklen hörten auf, da sie mehr Schlaflosigkeit hatten als Männer. Darüber hinaus zeigen Studien, dass Kalorieneinschränkung und intermittierendes Fasten Essstörungen wie Bulimie, Anorexie und Essstörungen verschlimmern können. Wie gehen Frauen also mit der Kalorieneinschränkung und dem intermittierenden Fasten um?

Intermittierende Fastenoptionen für Frauen

Für Frauen gelten die allgemeinen Regeln dieser Praxis wie folgt:

- Das Fasten sollte nicht länger als 24 Stunden pro Periode dauern.

- Frauen sollten nur etwa 12 bis 16 Stunden fasten.

- Vermeiden Sie in den ersten 2 bis 3 Wochen das Fasten an aufeinander folgenden Tagen. Zum Beispiel, wenn Sie 16 Stunden lang fasten, fasten Sie 3 Tage die Woche statt 7 Tage.

- Trinken Sie während des Fastens viel Flüssigkeit, wie Wasser, Kräutertee und Knochenbrühe.
- Führen Sie an Fastentagen nur leichte Bewegung durch, wie z.B. sanftes Dehnen, Joggen, Gehen und Yoga.

Darüber hinaus sind mehrere Methoden des intermittierenden Fastens für Frauen geeignet. Die folgenden sind die beliebtesten, die Sie ausprobieren können.

Crescendo-Verfahren

Diese Methode ist der beste Weg für Frauen, um in die Kalorieneinschränkung und das intermittierende Fasten einzutreten, ohne die Hormone zu unterbrechen oder den Körper zu beeinflussen. Diese Methode erfordert nicht, dass eine Frau pro Woche fastet, sondern nur für ein paar Tage während der Periode (d.h. schnelle 12-16 Stunden jeden Montag, Mittwoch und Freitag mit einem Fenster zum Essen von 8-12 Stunden).

Die anderen 3 intermittierenden Fastenmethoden, die für Frauen am besten geeignet sind, sind die Methode 16/8 oder die *Leangains-Methode*, das *Eat-Stop-Eat-Protokoll* oder *24-Stunden* und die Diät 5:2, die in Kapitel 4: Hören Sie auf die Bedürfnisse Ihres Körpers vorgestellt wird.

Hören Sie auf, intermittierend zu fasten, wenn Sie eines der folgenden Symptome verspüren. Diese Symptome deuten oft darauf hin, dass Sie ein hormonelles Ungleichgewicht haben.

- Wenn der Menstruationszyklus unregelmäßig wird oder aufhört.
- Schwierigkeiten beim Einschlafen
- Haarausfall, Akneabbau und trockene Haut
- Schwierigkeiten bei der Wiederherstellung nach dem Training
- Verletzungen heilen langsam und Sie werden öfter krank.
- Das Herz beginnt unregelmäßig oder auf eine seltsame Weise zu schlagen.
- Stimmungsschwankungen
- Niedrigere Stresstoleranz
- Sie fühlen sich kalt an.
- Die Verdauung wird deutlich verlangsamt.
- Weniger interessiert an Sex

Eckdaten:

- Die Änderung Ihres Ernährungsplans und Ihrer Gewohnheit kann einige Probleme verursachen, wie z.B. Elektrolytmangel, Erhöhung der Harnsäure,

Gewichtszunahme nach dem Fasten und Verlust von Muskelmasse. Studien zeigen jedoch, dass Sie alle diese Nebenwirkungen schnell beheben können.

- Untersuchungen zeigen, dass das Fasten die Menge der Elektrolyte im Körper nicht signifikant reduziert.

- Die Einnahme eines Multivitamins während des Fastens versorgt den Körper mit der empfohlenen täglichen Menge an Mikronährstoffen.

- Das Fasten kann zu einem leichten Anstieg der Harnsäure führen, aber Sie können sie leicht vermeiden, indem Sie viel Wasser trinken und ihre Alkalität erhöhen, indem Sie mehr Gemüse essen.

- Nach dem Fasten sollten Sie wissen, dass die Gewichtszunahme vorübergehend ist, und das meiste davon ist Gewicht durch Flüssigkeitseinlagerungen, während Sie sich in Ihren üblichen Fütterungsperioden befinden. Während Sie weiterhin fasten, wird Ihr Körper bald effizient Fett als Energiequelle nutzen und verbrennen, und Ihr Gewicht wird mit der Zeit abnehmen.

- Vermeiden Sie Junk Food, Alkohol und Zucker, besonders in der ersten Woche des Fastens. Essen Sie Kohlenhydrate mit niedrigem glykämischem Index, wie Gemüse, Hülsenfrüchte, Bohnen und Vollkorn.

- Intermittierendes Fasten verbrennt den Muskel nicht. In der Tat, es erhöht das Niveau des Wachstumshormons und des insulinähnlichen Wachstumsfaktors I, die das Muskelwachstum und die Muskelkraft fördern. Wenn Sie sich Sorgen um den Verlust von Muskelmasse machen, versorgen Sie Ihren Körper mit genügend Fettsäurequellen, um für Energie zu verbrennen.

- Nicht jeder sollte fasten.

- Frauen reagieren anders auf das Fasten als Männer. Für ein effektives intermittierendes Fasten sollten Frauen einem Leitfaden folgen, der eine Störung des hormonellen Gleichgewichts vermeidet, das sehr hungerempfindlich ist.

- Die besten Fastenmethoden für Frauen sind die *Crescendo-Methode*, die 16/8-Methode oder die *Leangains-Methode*, das *Eat-Stop-Eat-* oder *24-Stunden-Protokoll* und die 5:2-Diät.

- Frauen sollten aufhören zu fasten, wenn sie Symptome eines hormonellen Ungleichgewichts verspüren.

Kapitel 4: Hören Sie auf die Bedürfnisse Ihres Körpers.

Das Fasten rekalibriert Ihren Körper neu. Das Praktizieren dieser Methode der unvorbereiteten Gewichtsabnahme ist ein Rezept für das Scheitern. Zu wissen, was Sie zu tun haben und die beste Methode des Fastens zu wählen, wird den Erfolg garantieren.

Mäßigen Sie Ihre Gewichtsabnahme und Muskelgewinnreise.

Langsam ist der richtige Weg, besonders wenn Sie gerade erst mit Ihrer Ernährung beginnen. Die Vorbereitung hilft Ihrem Körper, sich besser an die Praxis anzupassen, und hilft Ihnen, weniger oder gar keine Übergangssymptome oder Keto-Grippe zu erleben (grippeähnliche Symptome, die eine Person erlebt, wenn der Körper von der Glukoseverbrennung zu Fett als Hauptenergiequelle wechselt). Die Planung verringert oder verhindert auch

Symptome der Entgiftung; das Fasten kann beginnen, zu viele Giftstoffe gleichzeitig in den Blutkreislauf freizusetzen.

Beginnen Sie Ihre 1-tägige Diät mit Früchten oder einem Saft.

Tun Sie dies einmal pro Woche, bis Sie keine Entgiftungssymptome mehr haben oder Ihr Körper bereit ist, von einem mit Glukose gespeisten System zu einer Fettverbrennungsmaschine zu wechseln. Mit Apfel-Fasten kann man einfach starten. Beginnen Sie Ihr intermittierendes Fasten in der Nacht zuvor. Nehmen Sie ein leichtes Abendessen zu sich. Übertreiben Sie es nicht aus Angst vor dem nächsten Tag. An Ihrem Fastentag essen Sie 3-4 Äpfel als Mahlzeiten und trinken den ganzen Tag über mindestens 2 Liter Wasser. Reduzieren Sie koffeinhaltige Getränke während Ihrer Apfel-Fastzeit. Wenn Sie sich während Ihrer Periode nach etwas Heißem sehnen, trinken Sie warmes Wasser. Am nächsten Tag, wenn Sie Ihr Fasten unterbrechen, nehmen Sie das Essen langsam ein und essen Sie dann regelmäßig wieder.

Wenn Ihr Körper die Symptome der Entgiftung überwunden hat, probieren Sie die *Leangains-Methode* (16:8 Fasten) oder führen Sie ein 1-tägiges Wasserfasten durch. Menschen finden es einfacher, mit dem Hunger umzugehen, wenn sie sich langsam an eine fortschrittliche Fastenmethode gewöhnen, als sofort zu springen, wenn sich der Körper allmählich an die Aussicht gewöhnt, kein Essen zu erhalten. Sie werden nicht sofort sehr hungrig sein, was für einige Leute schwer zu bewältigen ist. Irgendwann wird sich Ihr System an die Periode ohne Essen anpassen.

Wenn sich Ihr Körper ausreichend an den Halbfastenzustand angepasst hat, können Sie mit einer der folgenden 7 Methoden beginnen. Bevor Sie Ihr königliches Fasten fortsetzen, lesen Sie alles durch. Bewerten Sie Ihre Optionen. Werfen Sie einen ehrlichen Blick auf Ihr Leben: Wie viel können Sie opfern? Eine intermittierende Fastenpraxis führt zu intensiven Symptomen der Entgiftung und Reinigung sowie zu Symptomen der Ketose, die von

Ihnen mehr Disziplin erfordern: Wie viel Unbehagen können Sie ertragen?

Sie wollen ein Fasten ohne viel Disziplin? Das ist auch durchaus möglich. Einige Fachleute empfehlen, die extremen Symptome der Entgiftung zu vermeiden, indem sie eine Fastenmethode einfach machen. Sie können es absolut langsamer angehen, in einem Tempo, das für Sie angenehmer ist.

1 – *Leangains*-Methode (16:8-Fasten)

Die von Martin Berkhan initiierte *Leangains-Methode* ist die am häufigsten empfohlene Methode für Enthusiasten, die sich körperlich betätigen, um Körperfett zu verlieren und Muskeln zu entwickeln.

Nach der Leangain-Methode dürfen Sie nur innerhalb der 8- oder 10-Stunden -eriode essen, während Sie 16 Stunden (für Männer) und 14 Stunden (für Frauen) fasten. Während Ihrer Fastenzeit sollten Sie keine Kalorien zu sich nehmen, obwohl es Ihnen gestattet ist, kalorienfreie Lebensmittel zu sich zu nehmen..

Es ist viel einfacher, die ganze Nacht bis zum nächsten Morgen, etwa sechs Stunden nach dem Aufwachen, zu fasten. Dies erfordert jedoch ein Wartungsfenster in der Nähe, sonst wird es schwieriger, sich an das Programm zu halten und gleichzeitig die normale Funktion der Hormone zu stören.

Die Zeit und Art der Nahrung, die Sie während Ihres Fütterungsfensters essen werden, hängt weitgehend davon ab, wann Sie trainieren werden. An den Tagen, an denen Sie Ihr Training absolvieren, sind Kohlenhydrate wichtiger als Fett. An freien Tagen sollten Sie jedoch mehr Fett zu sich nehmen. Es ist ratsam, immer eine hohe Proteinzufuhr zu haben, aber sie sollte proportional zu Ihrem Ziel, Geschlecht, Aktivitätsgrad und Körperfett sein. Unabhängig davon, wie Sie Ihre Aktivität verbringen, ist der Verzehr von ganzen und unverarbeiteten Lebensmitteln bei der Wahl Ihrer Kalorienzufuhr vorzuziehen. Wenn Sie jedoch nicht viel Zeit für eine angemessene Mahlzeit haben, nehmen Sie stattdessen besser einen Proteinriegel oder Proteinshake.

Für die meisten Menschen, die diese Fastenmethode anwenden, ist das Highlight die Tatsache, dass an den meisten Tagen die Häufigkeit der Mahlzeiten wirklich keine Rolle spielt. Sie können immer essen, wann immer Sie wollen, solange Sie sich im achtstündigen Fütterungsfenster befinden. Damit ziehen die meisten Menschen es vor, es in drei Mahlzeiten aufzuteilen, da es einfacher ist, es bei der Programmierung für diese Essgewohnheit zu befolgen.

Aber auch wenn Ihre Zeit zum Essen flexibel ist, ist *Leangains* Fasten sehr spezifisch mit seinen Richtlinien für die Art der Nahrung, die Sie essen können, besonders wenn Sie Sport treiben. Die recht strengen Richtlinien zur Ernährungsplanung machen es etwas schwierig, das Programm zu befolgen.

#2 - Die *Eat-Stop-Eat*-Methode (24-Stunden-Fasten)

Dieses Programm beinhaltet das Fasten für 1 ganzen Tag (24 Stunden) ein- bis zweimal pro Woche. Während Sie fasten, können Sie keine Kaloriengetränke zu sich nehmen. Nach der Fastenzeit können Sie wieder regelmäßig essen.

Diese Methode des Fastens reduziert Ihre gesamte Kalorienzufuhr, ohne eine Begrenzung dessen, was Sie essen und wie oft Sie essen möchten. Es ist jedoch erwähnenswert, dass die Einbeziehung regelmäßiger Trainingseinheiten, einschließlich Ausdauertraining, die Schlussfolgerung ist, wenn Ihr Ziel der Gewichtsverlust einer verbesserten Körperzusammensetzung ist.

Obwohl es ziemlich schwierig ist zu denken, dass Sie 24 Stunden lang nichts zu essen haben werden, gibt es immer noch eine ausgezeichnete Seite des *Eat-Stop-Eat*-Fastens, da diese Option sehr flexibel ist. Du musst die Regeln am ersten Tag des Fastens nicht strikt befolgen. Sie können so lange gehen, wie Sie können, und dann Ihre Fastenzeit im Laufe der Zeit allmählich erhöhen, um Ihrem Körper genügend Zeit zur Anpassung zu geben.

Es ist von Vorteil, wenn Sie am Tag, an dem Sie beschäftigt sind, mit dem Fasten beginnen und zu einer Zeit, die nicht in Ihrem Mahlzeitenplan enthalten ist, wie z.B. dem Mittagessen. Ein weiterer Vorteil ist, dass es keine verbotenen Lebensmittel, keine Ernährungseinschränkungen und keine Kalorienzählung gibt. Auch die Menge der Nahrungsaufnahme ist hier kein Problem. Sie müssen jedoch wissen, wie Sie Ihre Ernährung moderieren können, als ob Sie ein Stück Kuchen essen könnten, aber nicht das ganze Stück.

Die langen Stunden des Fastens von Eat-Stop-Eat stellen für einige Menschen, insbesondere für Anfänger, eine Herausforderung dar. Während sich Ihr Körper noch anpasst, können Sie einige Symptome wie Müdigkeit, Schwäche, Kopfschmerzen oder Schwindel und Schwindel spüren. All dies wird Sie dazu verleiten, Ihrem Fasten eine Pause zu gönnen. Diese Symptome nehmen jedoch mit der Zeit ab, während es viel Selbstkontrolle von Ihrer Seite erfordert, um all diese negativen Gefühle zu überwinden.

#3 - Die Kriegerdiät (20/4)- Diät

Diese Methode, die von den Essgewohnheiten der Krieger in der Vergangenheit inspiriert ist, ermöglicht es Ihnen, jeden Tag 20 Stunden zu fasten und dann nachts eine große Mahlzeit zu essen. Es ist wichtig, eine qualitativ hochwertige Mahlzeit zu essen, anstatt während der Essenszeit eine gute Mahlzeit zu bekommen. Allerdings ist Ihnen eine moderate Aufnahme während des Tages erlaubt, wie z.b. ein paar Portionen rohes Obst und Gemüse oder ein paar Portionen Proteinshakes, wenn Sie möchten. Einige Leute, die die Kriegerdiät befolgen, stellen diese Option in Frage, basierend auf der Logik, dass, wenn man diesen Vorteil ausübt, es kein Fasten mehr ist.

Diese Methode des intermittierenden Fastens soll die Wachsamkeit fördern, die Fettverbrennung anregen und die Energie erhöhen und gleichzeitig den Kampf oder die Flugreaktion des sympathischen Nervensystems maximieren. Der vierstündige Ernährungszustand zielt darauf ab, die Fähigkeit des parasympathischen Nervensystems zu maximieren, um dem Körper zu helfen, sich zu erholen. Es fördert auch Ruhe, Entspannung und Verdauung, da es dem Körper hilft, Hormone zu produzieren und tagsüber Fett zu verbrennen. Darüber hinaus ist auch die Reihenfolge, in der Sie bestimmte Lebensmittelgruppen essen, wichtig. Nach dieser Methode sollten Sie mit Gemüse, Fetten und Proteinen beginnen. Wenn Sie immer noch nicht zufrieden sind, dann können Sie vielleicht einige Kohlenhydrate essen.

Viele bevorzugen diese Methode des intermittierenden Fastens, da diese Option es Ihnen ermöglicht, einige kleine Mahlzeiten oder Snacks zu essen, die Ihnen helfen können, Ihre Fastenzeit zu überwinden; viele zeigten, dass Sie während dieser Diät einen Anstieg des Energieniveaus und des Fettabbaus erreicht haben.

Es kann besser sein, einige Snacks zu essen, als länger als 20 Stunden ohne Essen zu gehen. Dennoch ist es eine langfristige Herausforderung, strenge Richtlinien darüber zu haben, was und wann man sie essen sollte. Darüber hinaus ist es nicht einfach, eine Hauptmahlzeit nach den Richtlinien zu essen, insbesondere für Menschen, die eine minimale Aufnahme in der zweiten Tageshälfte bevorzugen.

#4 - Fettabbau für immer

Diese Methode ist eine Mischung aus den drei Praktiken: *Eat-Stop-Eat, Kriegerdiät* und *Leangains,* da sie sie in einem einzigen Plan kombiniert. Sie dürfen auch einen Tag lang für jede Woche cheaten und dann 36 Stunden lang fasten. Der Rest des einwöchigen Zyklus wird auf die verschiedenen Fastenmethoden aufgeteilt. Bei dieser Methode wird empfohlen, dass Sie die am weitesten verbreitete Methode an den Tagen, an denen Sie auf Ihrer aktivsten Ebene sind, schnell anwenden. Die Praxis erlaubt es Ihnen, sich auf Produktivität und Hunger zu konzentrieren. In dieses intermittierende Fasten sind Trainingsprogramme, Freihanteln und Körpergewichte integriert, die Ihnen helfen sollen, den Fettabbau effizient zu maximieren.

Die Gründer dieses Programms, John Romaniello und Dan Go, glauben, dass jeder jeden Tag Fasten praktiziert und dass dies Zeiten sind, in denen wir nichts essen und einen unregelmäßigen Zeitplan haben, so dass wir den Vorteil des intermittierenden Fastens nicht nutzen können. Nach dieser Methode gibt es ein siebentägiges Fastenprogramm, das Ihrem Körper hilft, sich an einen strukturierten Zeitplan zu gewöhnen. Er beinhaltet auch einen ganzen Tag mit Fallen, was das Programm für viele vorzuziehen macht.

Auf der anderen Seite werden Sie Schwierigkeiten haben, die Fallentage zu verwalten, weil der Plan zu spezifisch ist und der Fasten- oder Essensplan von Tag zu Tag variiert, so dass es verwirrend ist, ihm zu folgen. Wenn Sie der Typ sind, der es schwierig finden wird, schnell vom Fallen in die Mäßigung zu wechseln und es dann auszuschalten, wenn es Zeit ist, zum Fasten zu wechseln, dann funktioniert dieses Programm möglicherweise nicht gut mit Ihnen.

5 - *UpDayDownDay* (Fasten am alternativen Tag)

Die einfachste Methode des intermittierenden Fastens, das alternative Fasten oder die *UpDayDownDay-Methode*, ermöglicht es Ihnen, eine minimale Menge an Nahrung an einem Tag zu konsumieren und dann am nächsten Tag zum normalen Essen zurückzukehren. Die Praxis zielt darauf ab, den Kalorienverbrauch um 1/5 des normalen Kalorienbedarfs während des Fastentages zu reduzieren. Nehmen wir an, der regelmäßige Kaloriengehalt für Männer beträgt 2.500 und für Frauen 2.000, an einem Tag des Fastens oder des Abstiegs sollte der Wert auf 500 für Männer und 400 für Frauen reduziert werden.

Um es während der „ruhenden" Zeit zu erleichtern, entscheiden Sie sich für Mahlzeitenersatz wie Proteinshakes. Sie können sich für Ihre mit essentiellen Nährstoffen angereicherten Shakes entscheiden, und Sie können Ihre

Shakes den ganzen Tag über schlürfen, anstatt sich für kleine Mahlzeiten zu entscheiden. Denken Sie jedoch daran, dass Mahlzeiten wie diese Shakes nur in den ersten zwei Wochen des Fastens ratsam sind und Sie sollten an Ihren nächsten „inaktiven" Tagen echte Mahlzeiten essen. Essen Sie in den nächsten Tagen wieder regelmäßig.

Wenn Sie eine Trainingseinheit durchführen, halten Sie Ihre Trainingstage an Tagen mit normalen Kalorien, da es für Sie schwierig sein wird, an kalorienarmen Tagen ins Fitnessstudio zu gehen.

Da diese Option mit Gewichtsverlust zu tun hat, funktioniert sie perfekt für Sie, wenn Ihr Ziel ist, Gewicht zu verlieren.

Menschen, die ihre Kalorien um durchschnittlich 20-25 Prozent reduzieren, erleben einen Verlust von etwa 2,5 Pfund pro Woche, wie im Internet berichtet.

Diese Methode des intermittierenden Fastens ist leicht zu verfolgen, und es besteht immer die Tendenz, dass sie während des normalen Tages überschritten wird. Der Trick, um ausgerichtet zu bleiben, ist, Ihre Mahlzeit im Voraus zu planen und zuzubereiten, damit Sie sich nicht nach Schrott und ungesundem Essen sehnen.

 # 6 -Schnelle Diät (5:2-Fasten)

Die schnelle Methode des intermittierenden Fastens ist auch als 5:2 bekannt. Wie der Name schon sagt, sollten Sie 2 Tage Fasten und 5 Tage regelmäßiges Essen in einem einwöchigen Zyklus absolvieren. An Ihren normalen Tagen müssen Sie sich keine Sorgen um Ihre Kalorienzufuhr machen, aber für den Rest der Woche (zweitägige Fastentage) sollten Sie Ihre Kalorien reduzieren, zum Beispiel 500 für Frauen und 600 für Männer. Mit diesen 2 Tagen Ihrer Wahl pro Woche ist es einfacher, diese Art von Gesundheitsprogramm einzuhalten, obwohl es länger dauern kann, bis Sie auf diese Weise abnehmen, verglichen mit dem Rest der intermittierenden Methoden des Fastens.

7 - Daniels Fasten

Daniels Fasten ist ein 28-tägiges Fasten, das spirituellen Glauben und Ernährung durch unbegrenzte Aufnahme von unverarbeiteten Lebensmitteln kombiniert. Diese Fastenmethode ist bei den christlichen Gläubigen beliebt, weil sie auf den im Buch Daniel beschriebenen biblischen Grundlagen basiert. (Daniel 1-10). Anstatt die Kalorienzufuhr zu begrenzen oder sich auf die Gewichtsabnahme zu konzentrieren, begrenzt dies schnell die Art der Nahrung, die verbraucht wird, um die Qualität der Nährstoffzufuhr zu erhöhen.

Obwohl eher religiös orientiert, unterstützt die wissenschaftliche Forschung dies schnell. Nach Angaben des Center for Nutrition Studies T. Collin Campbell zeigen Forschungen, dass Menschen mit Herz-Kreislauf-Erkrankungen oder Stoffwechselstörungen eine Verbesserung erfahren haben, wenn sie die Ernährungsgewohnheiten des Fastens umsetzen.

Kernpunkte:

- Zu wissen, was Sie während des intermittierenden Fastens finden werden, sowie die Wahl der besten Fastenmethode für Ihren Lebensstil wird den Erfolg garantieren.
- Langsam ist der beste Weg, wenn Sie neu im Fasten sind. Überwachen Sie Ihre Reise, um Entgiftungs- und Ketoflu-Symptome zu vermeiden und zu vermindern.
- Sie können langsam mit dem Fasten beginnen, indem Sie mit Früchten oder Saft fasten, und dann die *Leangains-Methode* ausprobieren oder einen Tag lang Wasser fasten.
- Wenn sich Ihr Körper endlich an den Fastenzustand angepasst hat, wählen Sie die beste Fastenmethode, die für Sie am bequemsten ist, einschließlich der *Leangains-Methode*, *Eat-Stop-Eat*, *Die Kriegerdiät*, *Fettverlust für immer, UpDayDownDay*, Schnelles Fasten und Daniels Fasten.

Kapitel 5: Erfolgreicher Übergang zu einem gesünderen Ich

Intermittierendes Fasten und Kalorienrestriktion ist eine gesunde Veränderung. Während Ihres Übergangs werden Sie definitiv schwierige Tage erleben. Die folgenden Tipps erleichtern Ihnen die Reise.

Vorbereitung auf Symptome der Entgiftung und Ketose

Wenn Sie nicht regelmäßig fasten, passieren oder treten viele Symptome auf, da sich Ihr Körper darauf konzentrieren kann, Stoffwechselabfälle zu beseitigen und sich daran zu gewöhnen, aus einem mit Glukose betriebenen System eine Fettverbrennungsmaschine zu machen.

Unter den vielen Symptomen des Fastens sind dies die häufigsten, zusammen mit der effizienten Art und Weise, mit ihnen umzugehen.

Gestörte Schlafgewohnheiten und Müdigkeit

Fasten stimuliert die Entschlackung von Giftstoffen, die eine größere Arbeitsbelastung erfordern als sonst, damit Sie sich müder als sonst fühlen. Es wird mindestens 3 Tage dauern, bis Ihr Körper den Hunger und das Verlangen nach alten Gewohnheiten und Lebensmitteln überwunden hat. Da das Fasten begrenzt ist oder die völlige Abstinenz von Nahrung, außer Wasser, ist es eine gute Idee, mit der Praxis an den Tagen zu beginnen, an denen Sie sich ausruhen können.

Machen Sie wann immer Sie können ein Nickerchen und gehen Sie um 22 Uhr ins Bett, um sicherzustellen, dass Sie jede Nacht 8 Stunden Schlaf bekommen. Ihr Körper arbeitet effizienter bei der Reinigung und Reparatur, während Sie schlafen. Halten Sie sich an moderate oder leichte Trainingsroutinen. Vermeiden Sie Stress, ob mental, emotional oder körperlich, da er für Ihr Fasten kontraproduktiv ist.

Kopfschmerzen

Kopfschmerzen treten in der Regel auf, weil Sie während des Fastens einige schlechte Gewohnheiten aufgeben, wie z.b. das Weglassen von verarbeiteten Lebensmitteln und Zucker, Rauchen, Koffein und alkoholischen Getränken, was zu Entzug führt und Kopfschmerzen verursacht.

Sie können auch während Ihrer Fastenzeit eine Dehydrierung erleben, die auch Kopfschmerzen verursacht. Trinken Sie viel Wasser, mindestens etwa 8 bis 10 volle Gläser gefiltertes Wasser pro Tag.

Übelkeit

Eine Änderung des Lebensstils und der Ernährung sowie eine gesündere Ernährung können leichte Übelkeit verursachen. Der beste Weg, dieses Symptom zu vermeiden, ist die richtige Hydratation. Übelkeit wird nach ein paar Tagen verschwinden.

Wenn Ihr Symptom zu Erbrechen führt, dann kann Ihr

Körper zu schnell entgiften. Ihr System kann versuchen, Toxine schneller auszustoßen, als es sie eliminieren kann. Das Beste, was Sie in diesem Fall tun können, ist, Ihre Fastenmethode zu ändern.

Entgiftungssymptome können zu Ketosesymptomen führen, zu denen grippeähnliche Symptome, Ausschlag und sehr selten Erbrechen gehören.

Angst und Hunger

Sie werden auch Hunger verspüren, aber dieser wird während des Fastens nach 1 bis 2 Tagen verschwinden. Darüber hinaus werden Sie eine große Menge an Lebensmitteln und Getränken, die Ihr Körper normalerweise konsumiert, wie z.b. verarbeitete Lebensmittel und Zucker, Tabak, Koffein und alkoholische Getränke, eliminieren. Wenn Sie diese reduzieren oder dauerhaft löschen, werden Heißhungerattacken in den Bereichen ausgelöst, die Sie gelöscht und geändert haben. Dieses Symptom wird länger anhalten als Hunger. Wenn sie aufkommen, kann das Trinken von Wasser diese Symptome verringern.

Hydratisiert bleiben

Wasser wird Ihnen helfen, Sie vorwärts zu bewegen, während Sie in Ihrer Fastenzeit sind. Es wird Ihnen auch helfen, Fett zu verbrennen und Ihren Stoffwechsel zu steigern.

Fasten in der Nacht

Wenn die meisten Ihrer Fastenstunden in der Nacht stattfinden, ist es für Sie einfacher, durchzukommen. Während des Winterschlafs werden Sie nicht an Hunger denken und das Verlangen nach Nahrung vermeiden.

Transformieren Sie Ihren Denkprozess

Wenn Sie das Fasten als eine Form des Nahrungsentzugs betrachten, werden Sie sich immer mehr danach sehnen. Aber wenn Sie es nur als eine Art Pause vom Essen ansehen, werden Sie umso weniger Hunger verspüren. Daher kann die Kontrolle Ihrer Denkweise Ihnen helfen, mit dem Fasten besser zurechtzukommen.

Beginnen Sie, wenn Sie beschäftigt sind.

Es ist am besten, das Fasten zu beginnen, wenn du Aktivitäten machst, da dies Ihrem Verstand helfen wird, nicht an Essen zu denken. Wenn wir an intermittierendes Fasten denken, wird uns allein die Idee, mehr über das Essen nachzudenken.

Gehen Sie ins Fitnessstudio.

Sport mit intermittierendem Fasten zu vermischen wird helfen, das Ergebnis zu optimieren. Ihre Bewegung muss nicht sehr kompliziert sein. Bleiben Sie bei etwas Einfaches wie einer Ganzkörper-Kraft-Routine. Sie können dies 2-3 mal pro Woche tun.

Jetzt, da Sie eine klare Vorstellung davon haben, was in

Gesundheits- und Fitnessprogrammen passiert ist, insbesondere beim intermittierenden Fasten, da Sie alles über seine Nachteile und Vorzüge gelernt haben, können Sie frei wählen, welcher Plan für Sie am besten ist. Während sie sich alle als effektiv erweisen, sollten Sie Ihren Lebensstil bei der Auswahl der besten Option berücksichtigen, damit Sie den besten Nutzen daraus ziehen können.

Schließlich sollten Sie bedenken, dass intermittierendes Fasten nie eine Diät ist und daher gut mit fast jeder Art von Ernährungsprogramm funktioniert. Sie können ein Fan der Paleo-Diät sein, ein strenger Anhänger der kohlenhydratarmen Diät, ein bedingungsloser Unterstützer von Veganern, Ketogenik, Low-Fat oder jeder anderen Art von Ernährungsplan. Sie können diese Diät leicht mit intermittierendem Fasten integrieren. Intermittierendes Fasten ist ein diätetischer Lebensstil, der Ihnen hilft, Ihr Ziel eines gesunden, schlanken und starken Körpers zu erreichen.

Kernpunkte:

- Bei Ihrem Übergang von einem zuckergefüllten System zu einer Fettverbrennungsmaschine finden Sie einige Nebenwirkungen.

- Sie sollten sich auf Entgiftungs- und Ketoflu-Symptome vorbereiten, einschließlich gestörter Schlafgewohnheiten und Müdigkeit, Kopfschmerzen, Übelkeit und Heißhunger und Hunger.

- Sie können diese Nebenwirkungen leicht verhindern und beheben, indem Sie hydratisiert bleiben, das Fasten über Nacht bevorzugen, Ihren Denkprozess verändern, Ihr Fasten an arbeitsreichen Tagen beginnen und ins Fitnessstudio gehen.

Fazit

Wenn Sie das Ende Ihrer Lesung dieses Buches erreichen, haben Sie genügend Wissen und wahrscheinlich einige Methoden des intermittierenden Fastens erlebt. Wir hoffen, dass dieses Buch Sie bei Ihrer Entscheidung, welches Programm für Sie am besten geeignet ist, von mehreren Faktoren abhängig macht. Jeder Leser kann Pläne haben, intermittierendes Fasten mit verschiedenen Zielen im Hinterkopf durchzuführen.

Jedoch hat sich dieses Buch in erster Linie auf die Erreichung einer erfolgreichen Gewichtsabnahme konzentriert, während ein gesünderer, schlanker Körper und Muskelmasse aufgebaut wird.

Jetzt, da wir festgestellt haben, dass intermittierendes Fasten der beste, schnellste und einfachste Weg ist, um Gewicht zu verlieren und eine leichtere Struktur aufzubauen, befürworten wir seine langfristige Praxis und Ausführung. Machen Sie das intermittierende Fasten zu einer lebenslangen Gewohnheit, nicht nur eine Modeerscheinung, die Sie tragen, solange es beliebt ist. Der Erwerb der

Gewohnheit des intermittierenden Fastens bringt Ihnen dauerhafte Vorteile, wie z.b. einen gesunden Körper, und die Integration in Ihren Lebensstil hält Sie von vielen Gesundheitsrisiken fern, die mit tödlichen Krankheiten verbunden sind.

SCHLUSSWORTE

Nochmals vielen Dank, dass Sie dieses Buch gekauft haben! Ich hoffe wirklich, dass dieses Buch Ihnen helfen kann.

Der nächste Schritt ist die Anmeldung an unserem E-Mail-Newsletter, um über bevorstehende Buchneuheiten oder Werbeaktionen informiert zu werden.

Sie können sich kostenlos registrieren und erhalten als zusätzlichen Vorteil auch unser Buch „*Gesundheits- & Fitnessfehler, von denen Sie nicht wissen, dass Sie sie machen*", völlig kostenlos! Dieses Buch analysiert viele der häufigsten Fitness-Fehler und entmystifiziert viele der Komplexität und Wissenschaft der Fitness. All dieses Wissen und die Wissenschaft der körperlichen Aktivität in einem Schritt-für-Schritt-Buch organisiert wird Ihnen helfen, in die richtige Richtung auf Ihrer Trainingsreise zu starten: www.hmwpublishing.com/gift

Wenn Ihnen dieses Buch gefallen hat, dann möchte ich Sie

um einen Gefallen bitten, wären Sie so freundlich, eine Rezension für dieses Buch zu hinterlassen? Ich wäre Ihnen sehr dankbar!

Vielen Dank und viel Glück auf Ihrer Reise!

ÜBER DEN CO-AUTOR

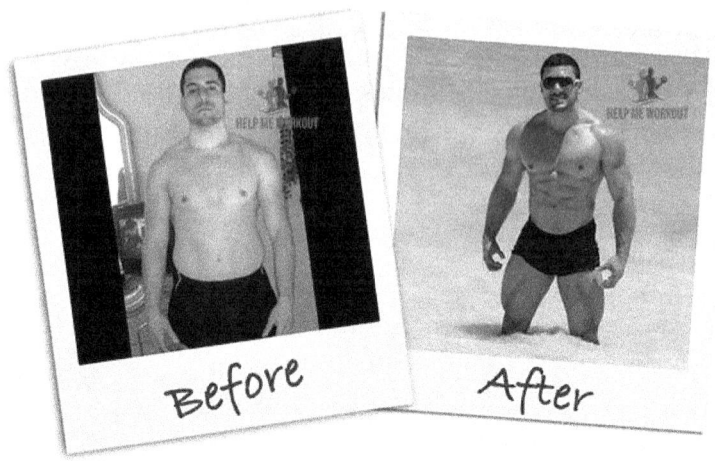

Mein Name ist George Kaplo. Ich bin ein zertifizierter Personal Trainer aus Montreal, Kanada. Ich beginne damit zu sagen, dass ich nicht der breiteste Typ bin, den Sie jemals treffen werden, und das war nie wirklich mein Ziel. Tatsächlich habe ich begonnen, meine größte Unsicherheit zu überwinden, als ich jünger war, was mein Selbstvertrauen war. Das lag an meiner Größe von nur 168 cm (5 Fuß 5 Zoll), die mich dazu drängte, alles zu versuchen, was ich jemals im Leben erreichen wollte. Möglicherweise stehen Sie gerade vor einigen Herausforderungen oder Sie möchten einfach nur fit werden, und ich fühle mit Sicherheit mit Ihnen mit.

Ich persönlich war immer ein bisschen an der Gesundheits- und Fitnesswelt interes-siert und wollte wegen der zahlreichen Mobbingfälle in meinen Teenagerjahren wegen meiner Größe und meines übergewichtigen Körpers etwas Muskeln aufbauen. Ich dachte, ich könnte nichts gegen meine Körpergröße tun, aber ich kann sicher etwas dagegen tun, wie mein Körper aussieht. Dies war der Beginn meiner Transformationsreise. Ich hatte keine Ahnung, wo ich anfangen sollte, aber ich habe gerade erst angefangen. Ich war manchmal besorgt und hatte Angst, dass andere Leute sich über mich lustig machen würden, wenn sie die Übungen falsch machten. Ich wünschte immer, ich hätte einen Freund neben mir, der sich auskennt, um mir den Einstieg zu erleichtern und mich mit allem vertraut gemacht hätte.

Nach viel Arbeit, Studium und unzähligen Versuchen und Irrtümern begannen einige Leute zu bemerken, wie ich fit wurde und wie ich anfing, mich für das Thema zu interessieren. Dies führte dazu, dass viele Freunde und neue Gesichter zu mir kamen und mich um Rat fragten. Zuerst kam es mir seltsam vor, als Leute mich baten, ihnen zu helfen, in Form zu kommen. Aber was mich am Laufen hielt, war, als sie Veränderungen in ihrem eigenen Körper bemerkten und mir sagten, dass es das erste Mal war, dass sie echte Ergebnisse sahen! Von dort kamen immer mehr Leute zu mir und mir wurde klar, dass es mir nach so viel Lesen und Lernen in diesem Bereich geholfen hat, aber es erlaubte mir auch, anderen zu helfen. Ich bin jetzt ein vollständig zertifizierter Personal Trainer und habe zahlreiche Kunden trainiert, die erstaunliche Ergebnisse erzielt haben.

Heute besitzen und betreiben mein Bruder Alex Kaplo (ebenfalls zertifizierter Personal Trainer) und ich dieses Verlagsprojekt, in dem wir leidenschaftliche und erfahrene Au-toren zusammenbringen, um über Gesundheits- und Fitnessthemen zu schreiben. Wir betreiben auch eine Online-Fitness-Website „HelpMeWorkout.com". Ich würde mich freuen, wenn ich Sie einladen darf, diese Website zu besuchen und sich für unseren E-Mail-Newsletter anmelden (Sie erhalten sogar ein kostenloses Buch).

Zu guter Letzt, wenn Sie in der Position sind, in der ich einmal war und Sie etwas Hilfe wünschen, zögern Sie nicht und fragen Sie... Ich werde da sein, um Ihnen zu helfen!

Ihr Freund und Coach,

George

KaploZertifizierter Personal Trainer

Ein weiteres Buch kostenlos herunterladen

Ich möchte mich bei Ihnen für den Kauf dieses Buches bedanken und Ihnen ein weiteres Buch (genauso lang und wertvoll wie dieses Buch), „Gesundheits- & Fitnessfehler, von denen Sie nicht wissen, dass Sie sie machen", völlig kostenlos anbieten.

Besuchen Sie den untenstehenden Link, um sich anzumelden und es zu erhalten.

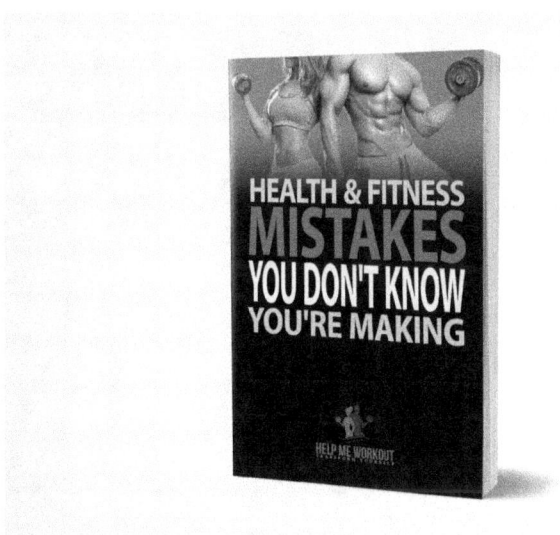

www.hmwpublishing.com/gift

In diesem Buch werde ich die häufigsten Gesundheits- und Fitnessfehler aufschlüsseln, die einige von Ihnen wahrscheinlich begehen, und ich werde zeigen, wie Sie sich leicht in die beste Form Ihres Lebens bringen können.

Zusätzlich zu diesem wertvollen Geschenk haben Sie auch

die Möglichkeit, unsere neuen Bücher kostenlos zu bekommen, Werbegeschenke zu erhalten und andere wertvolle E-Mails von mir zu erhalten. Besuchen Sie hier den Link, um sich anzumelden:

 www.hmwpublishing.com/gift

Copyright 2018 von HMW Publishing - Alle Rechte vorbehalten.

Dieses Dokument von HMW Publishing im Besitz der Firma A&G Direct Inc ist darauf ausgerichtet, genaue und zuverlässige Informationen in Bezug auf das behandelte Thema und den behandelten Sachverhalt bereitzustellen. Die Publikation wird mit dem Gedanken verkauft, dass der Verlag keine buchhalterischen, behördlich zugelassenen oder anderweitig qualifizierten Dienstleistungen erbringen muss. Wenn rechtliche oder berufliche Beratung erforderlich ist, sollte eine in diesem Beruf praktizierte Person bestellt werden.

Aus einer Grundsatzerklärung, die von einem Ausschuss der American Bar Association und einem Ausschuss der Verlage und Verbände gleichermaßen angenommen und gebilligt wurde.

Es ist in keiner Weise legal, Teile dieses Dokuments in elektronischer Form oder in gedruckter Form zu reproduzieren, zu vervielfältigen oder zu übertragen. Das Aufzeichnen dieser Veröffentlichung ist strengstens untersagt, und eine Speicherung dieses Dokuments ist nur mit schriftlicher Genehmigung des Herausgebers gestattet. Alle Rechte vorbehalten.

Die hierin bereitgestellten Informationen sind wahrheitsgemäß und konsistent, da jede Haftung in Bezug auf Unachtsamkeit oder auf andere Weise durch die Verwendung oder den Missbrauch von Richtlinien, Prozes-sen oder Anweisungen, die darin enthalten sind, in der alleinigen und vollständigen Verantwortung des Lesers des Empfängers liegt. In keinem Fall wird der Herausgeber für Reparaturen, Schäden oder Verluste aufgrund der hierin enthaltenen Informationen direkt oder indirekt rechtlich verantwortlich oder verantwortlich gemacht.

Die hierin enthaltenen Informationen werden ausschließlich zu Informationszwecken angeboten und sind daher universell. Die Darstellung der Informationen erfolgt ohne Vertrag oder Garantiezusage.

Die verwendeten Marken sind ohne Zustimmung und die Veröffentlichung der Marke ist ohne Erlaubnis oder Unterstützung durch den Markeninhaber. Alle Warenzeichen und Marken in diesem Buch dienen nur zu Erläuterungszwecken und gehören den Eigentümern selbst und sind nicht mit diesem Dokument verbunden.

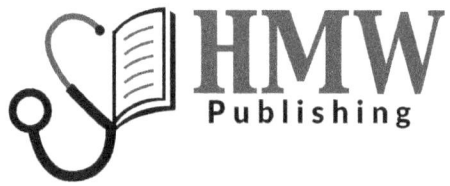

Für weitere Bücher besuchen Sie bitte:

HMWPublishing.com

www.ingramcontent.com/pod-product-compliance
Lightning Source LLC
LaVergne TN
LVHW011726060526
838200LV00051B/3042